Thomas Svensson

Was macht das Baby in Mamas Bauch?

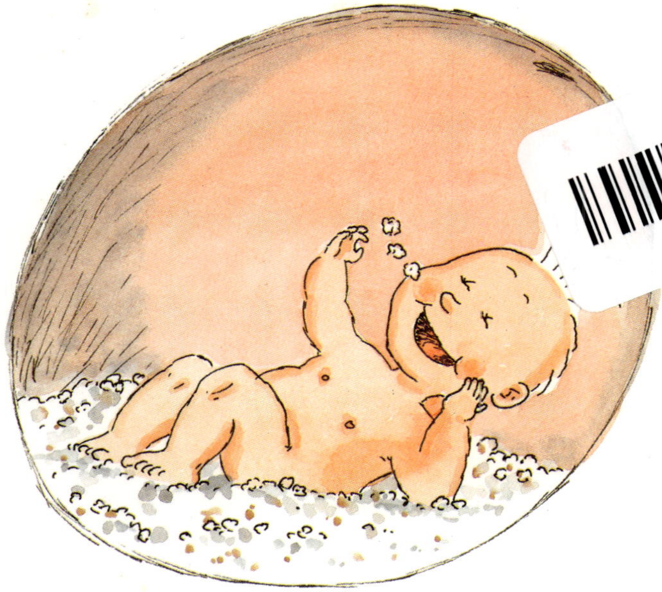

Deutsch von Angelika Kutsch

Cecilie Dressler Verlag · Hamburg

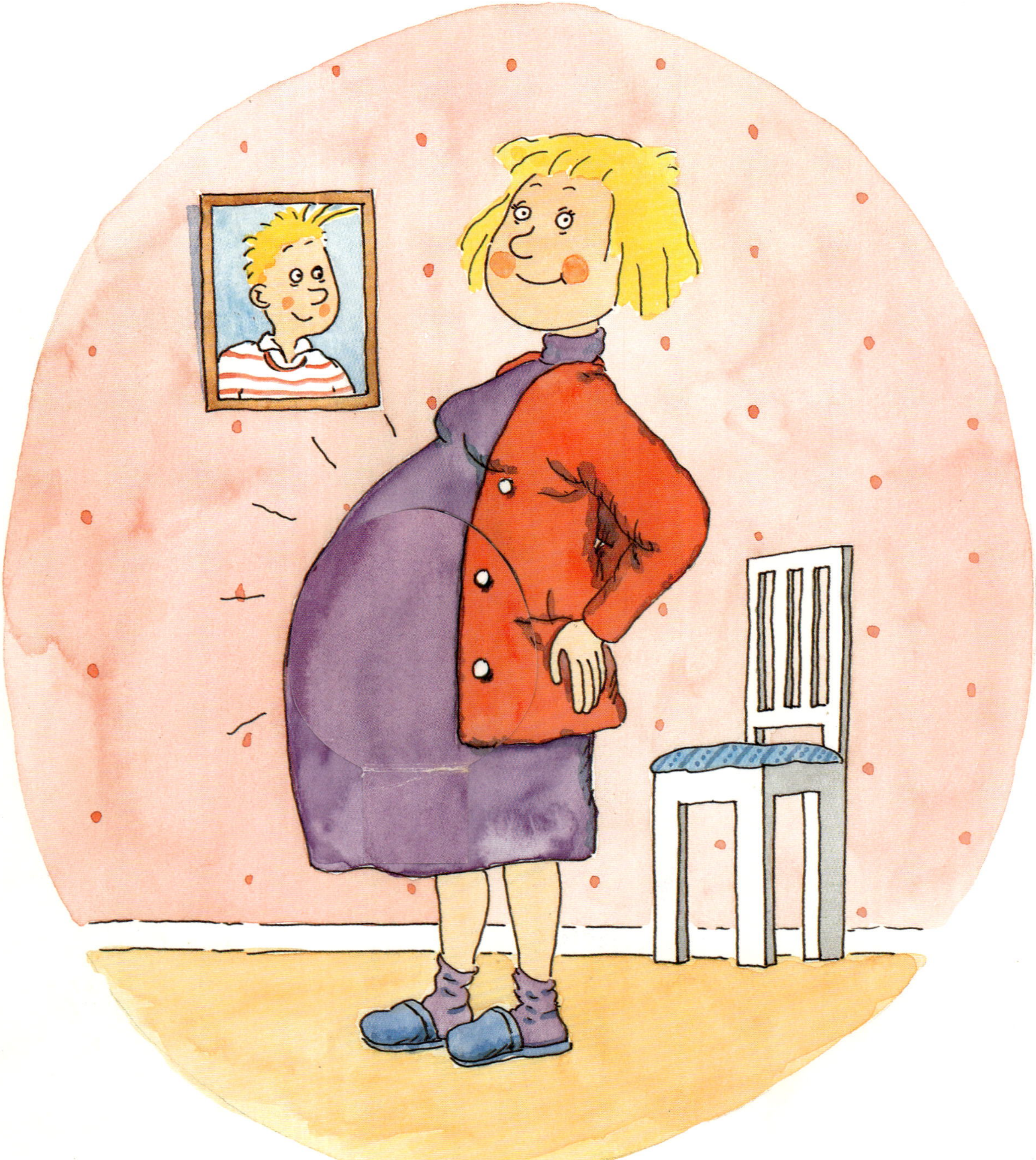

Das ist Jakobs Mama.
Ihr Bauch ist schön rund.
Da drinnen ist nämlich ein Baby.

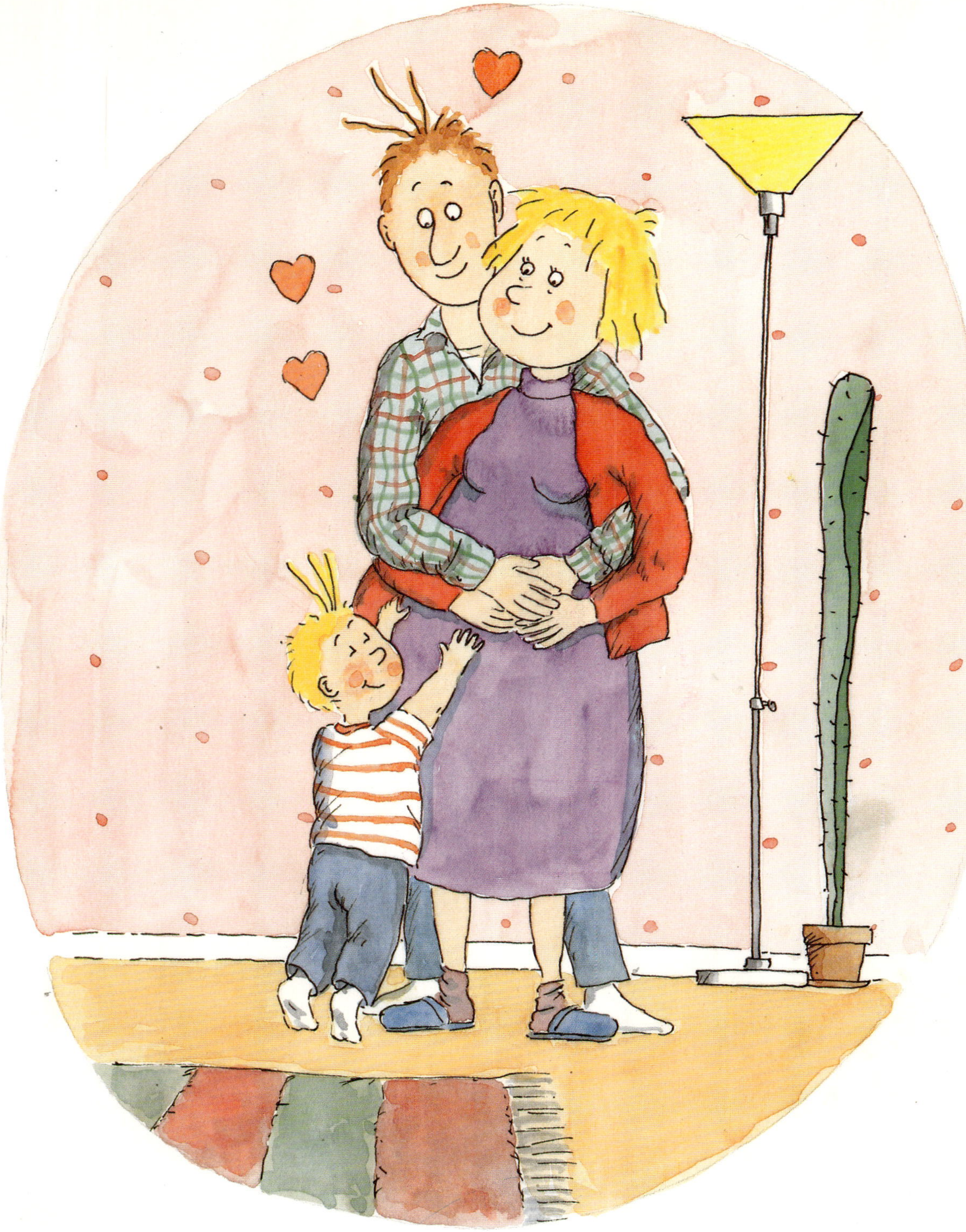

Wenn man die Hand auf Mamas Bauch legt,
fühlt man manchmal, dass sich da etwas bewegt.
Ist es ein Junge oder ein Mädchen?
Noch weiß das niemand.
Darum nennen Mama, Papa und Jakob
das Baby erst mal nur Baby.

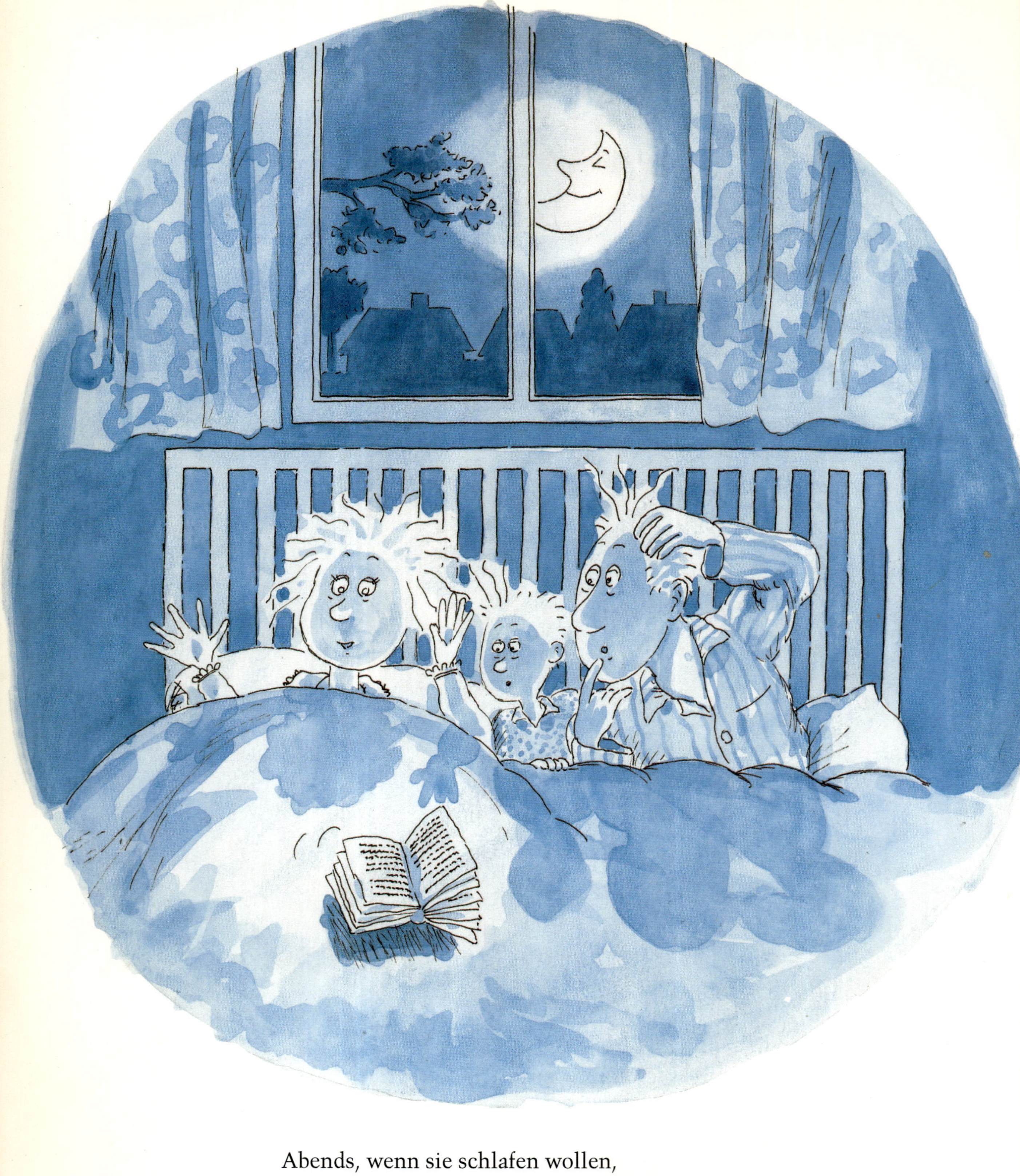

Abends, wenn sie schlafen wollen,
fängt es an in Mamas Bauch herumzutoben.
»Was treibt es bloß um diese Zeit?«, fragt Papa.
»Ist doch klar«, sagt Jakob ...

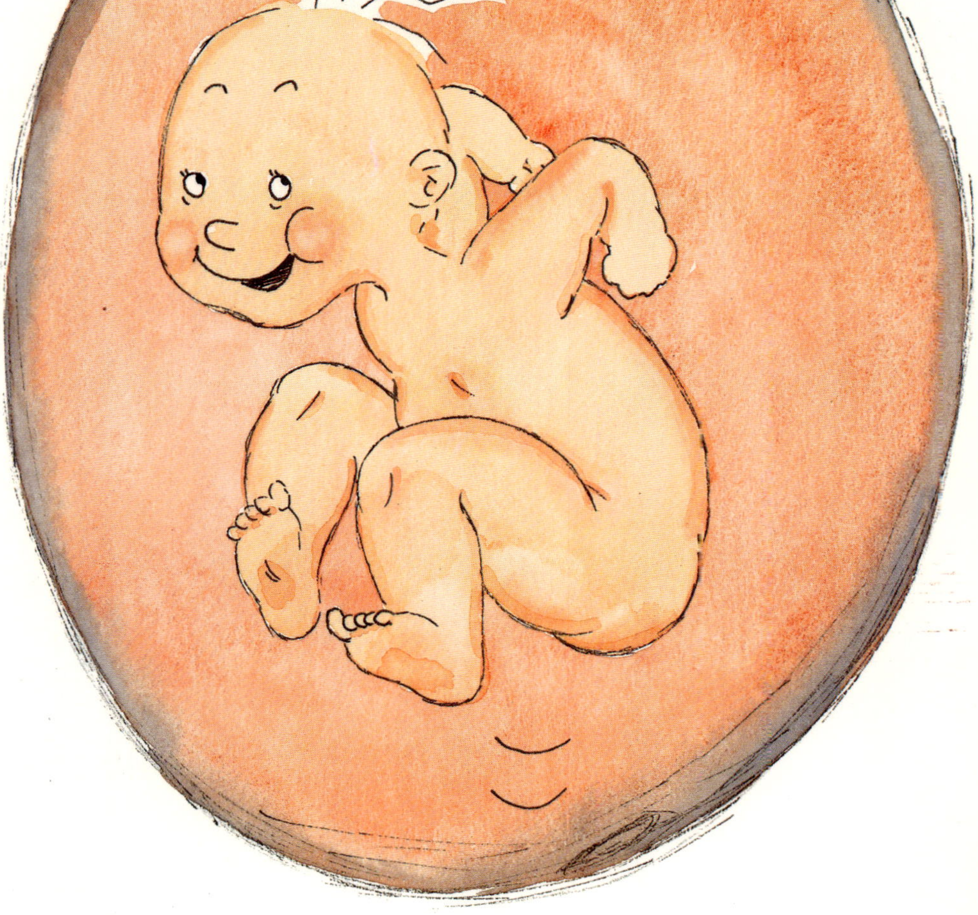

» ... das Baby kann nicht sehen, ob es Tag oder Nacht ist. Jetzt denkt es, dass Zeit zum Spielen ist.«

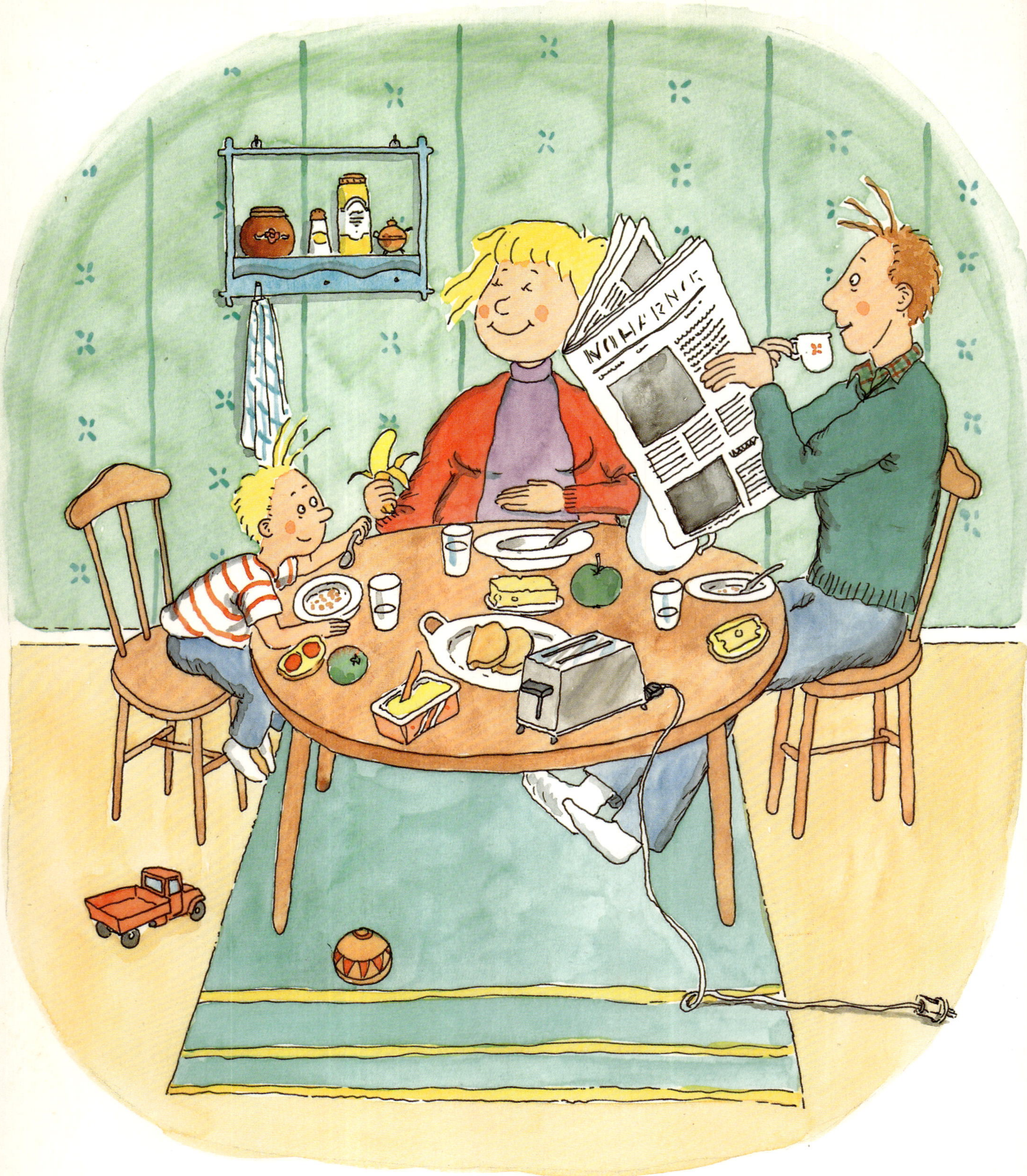

Jakob isst zum Frühstück
Butterbrot, Obst und Grütze.
Was wohl das Baby isst?, überlegt er.

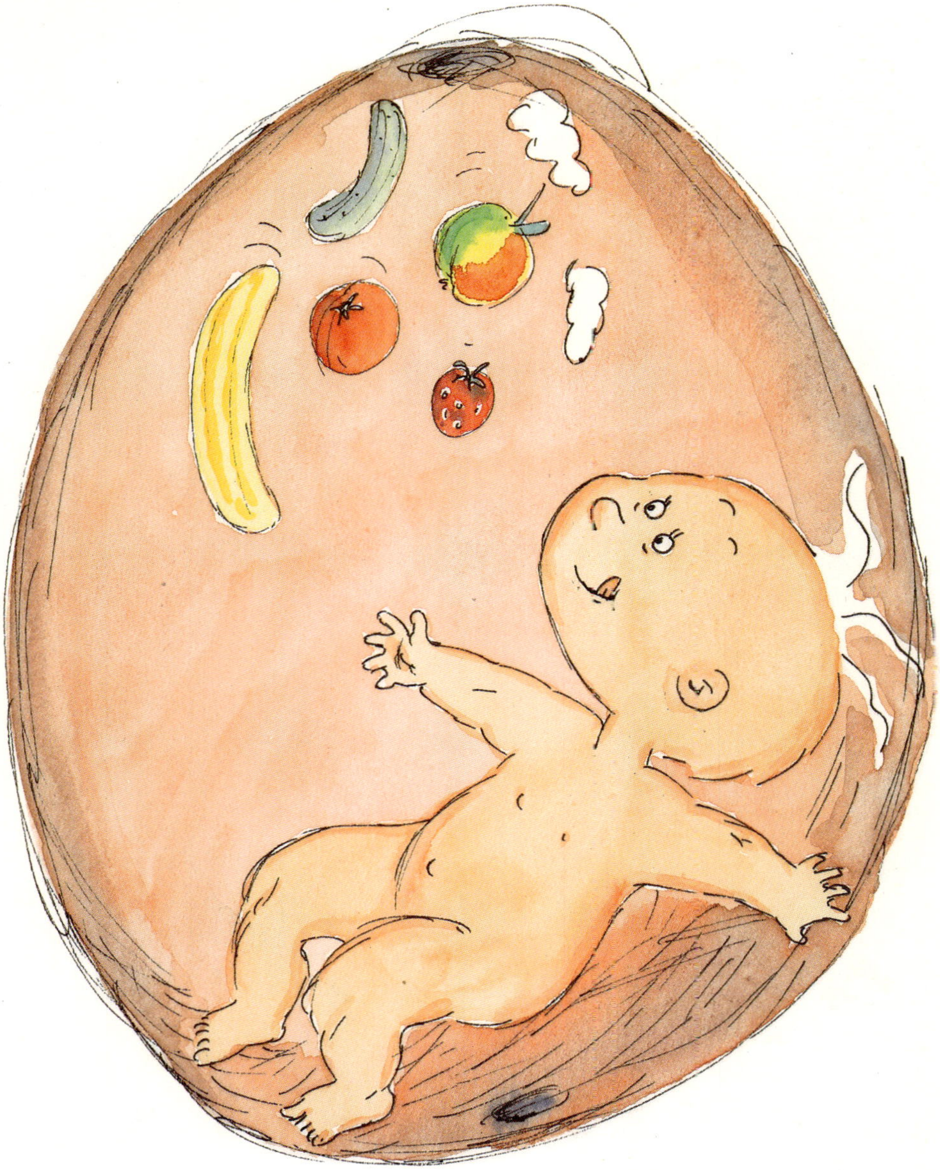

Ist doch klar, es isst dieselben Sachen,
nur ohne Löffel und Teller.
Dem Baby schmeckt alles gut.

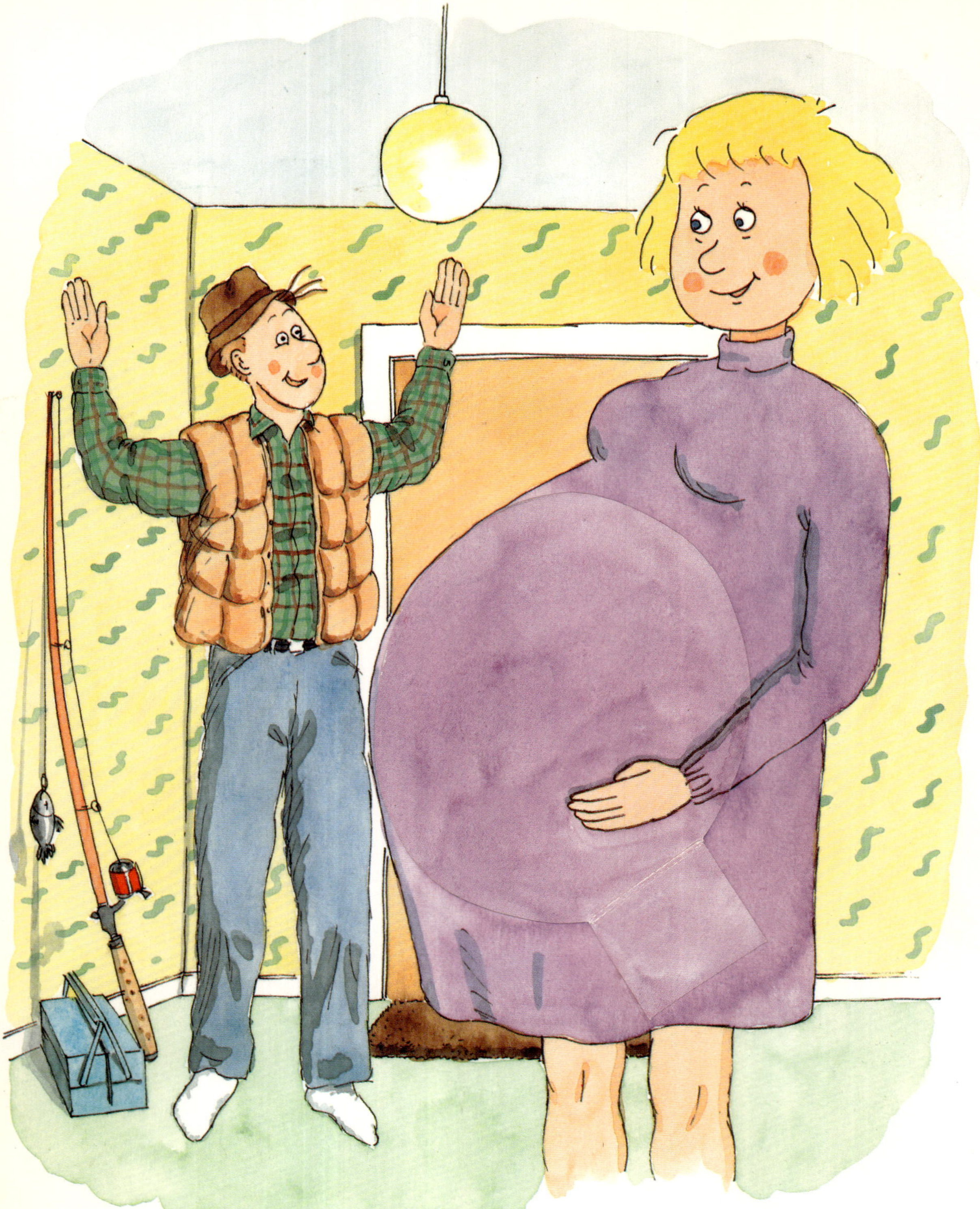

Jakob ist sicher, dass es zuhört,
wenn Mama und Papa sich unterhalten.
Wahrscheinlich fragt es sich:

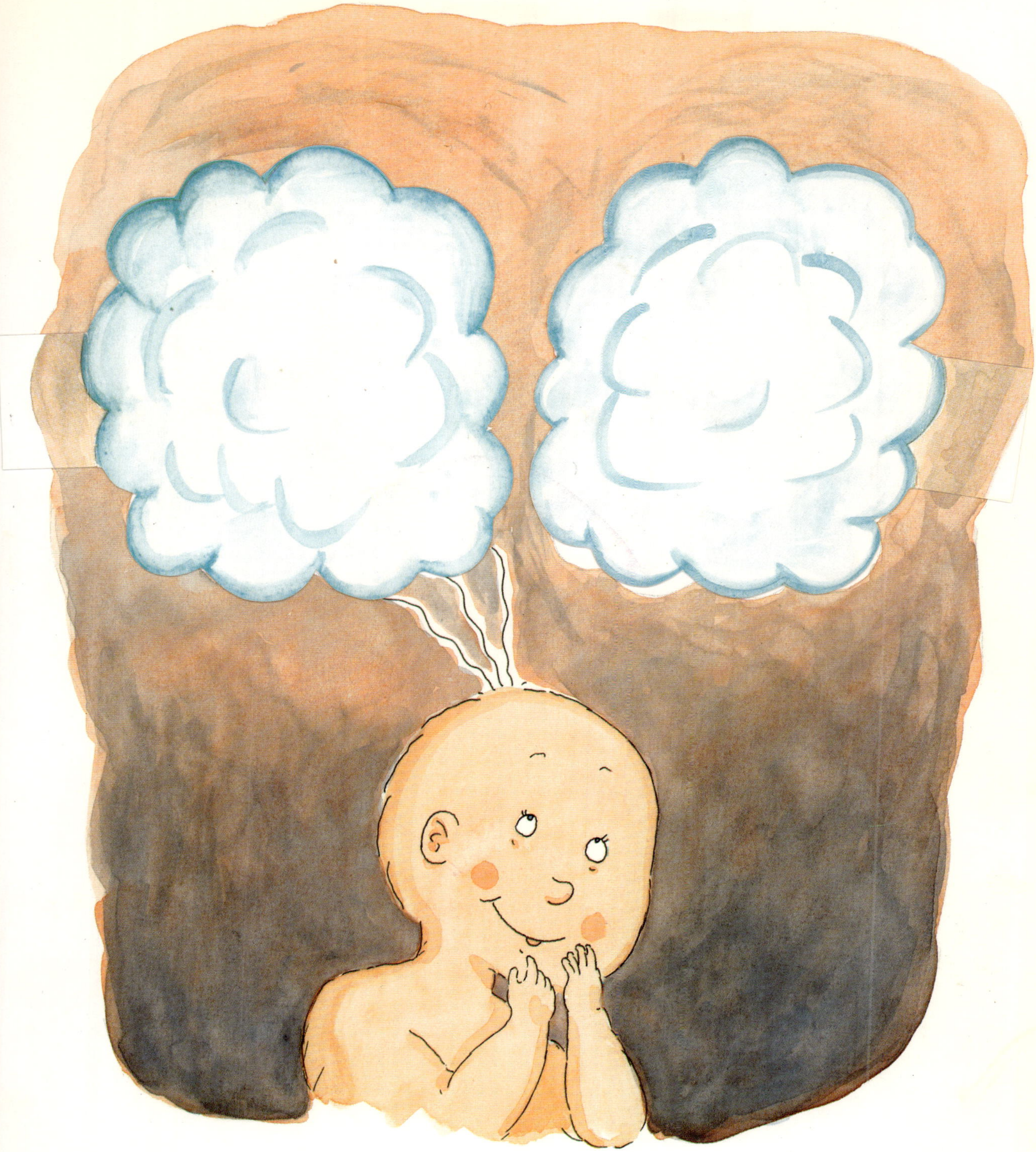

Wie sie wohl aussehen?
Haben sie große Augen oder
kleine, lange Nasen oder kurze?

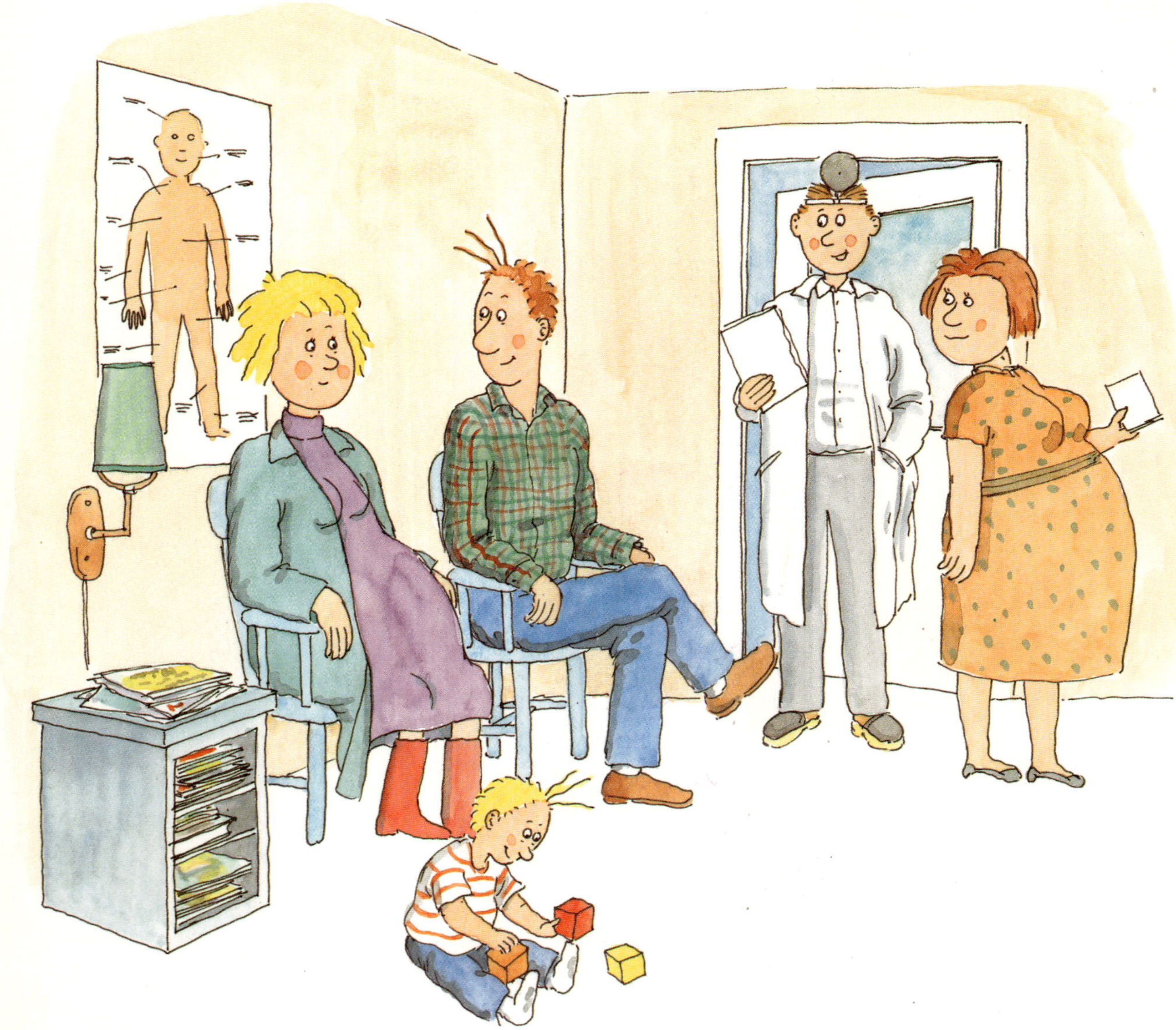

Eines Tages fahren sie zum Arzt.
Der will Mamas Bauch abhorchen, sagt Papa,
und hören, wie das Herz vom Baby schlägt.
Aha, denkt Jakob ...

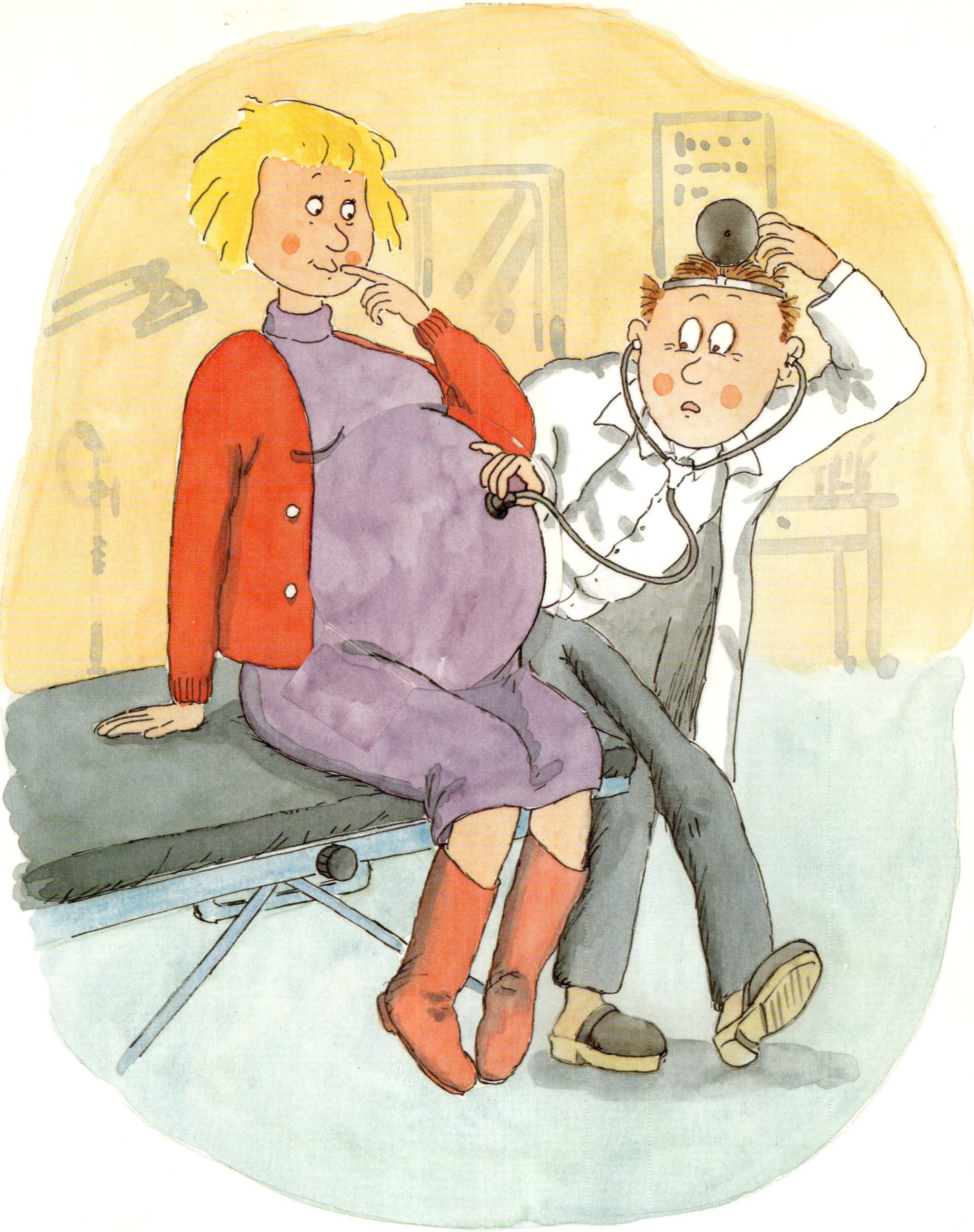

... aber wenn das Baby nun mal gerade
in die Hände klatscht?
Dann weiß der Doktor nicht, ob er
das Herz oder die Hände hört.

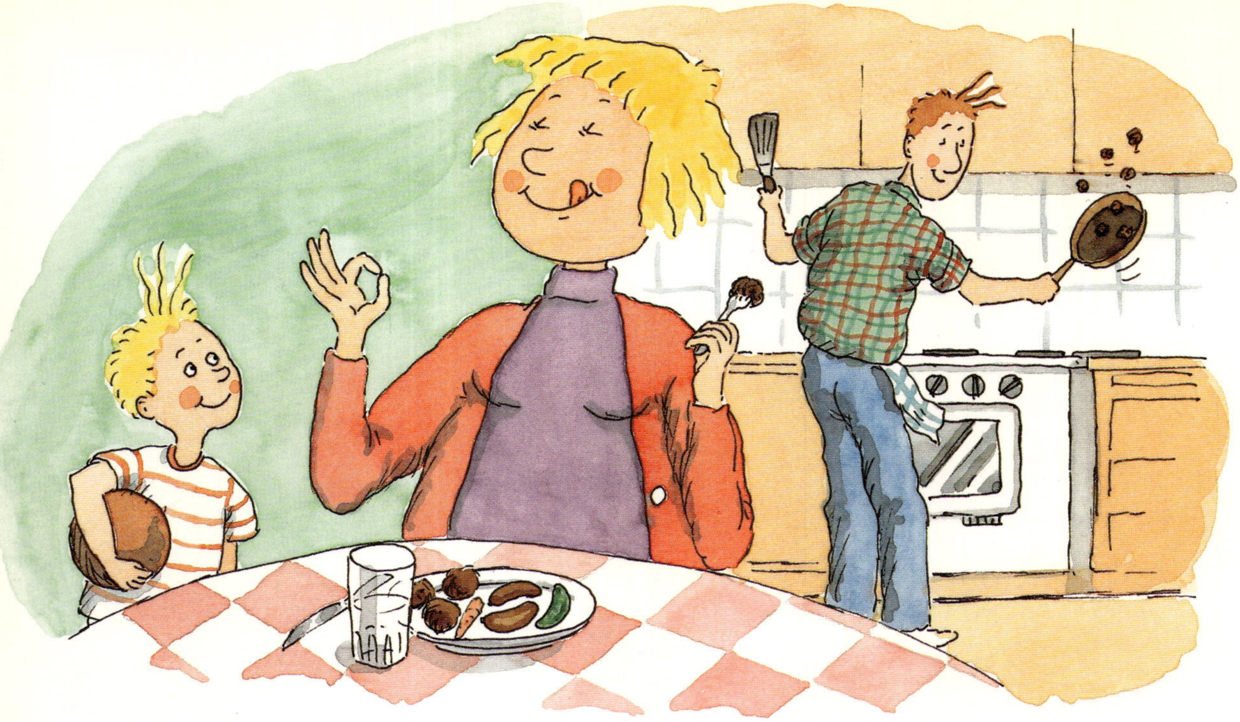

Abends hat Mama riesigen Hunger. Dann möchte
sie Würstchen UND Fleischklößchen essen.
»Hihihi«, kichert Jakob.

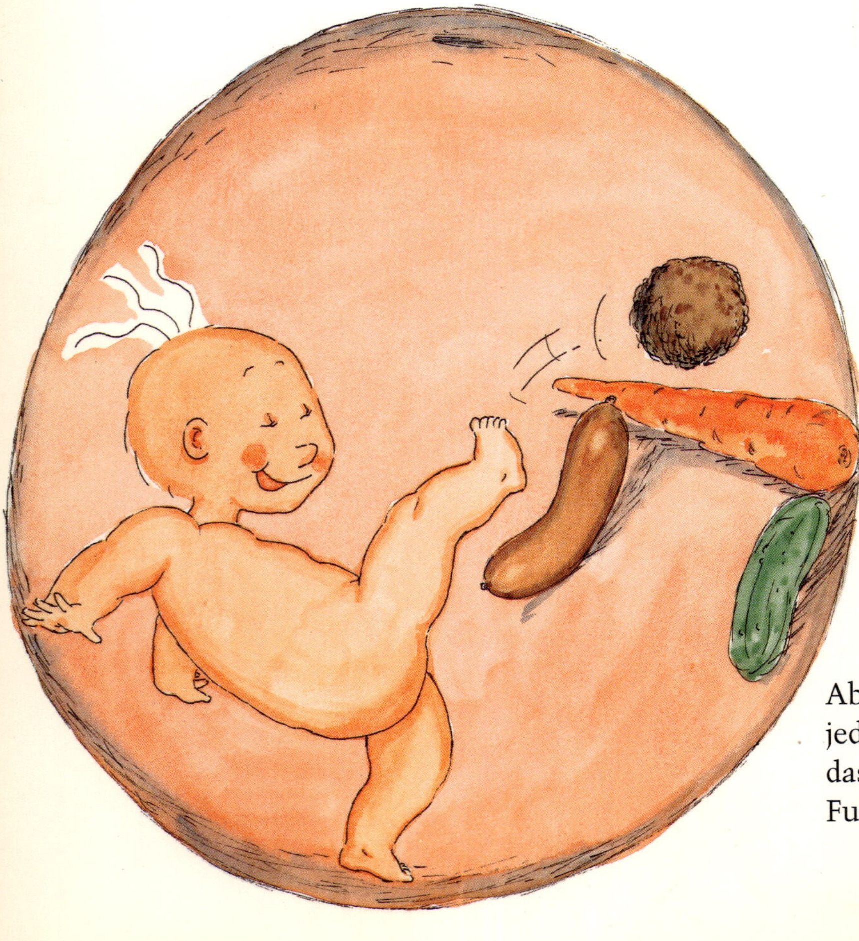

Aber das Baby hat's gut, das kriegt
jeden Abend so viele Fleischklößchen,
dass es in Mamas Bauch damit
Fußball spielen kann.

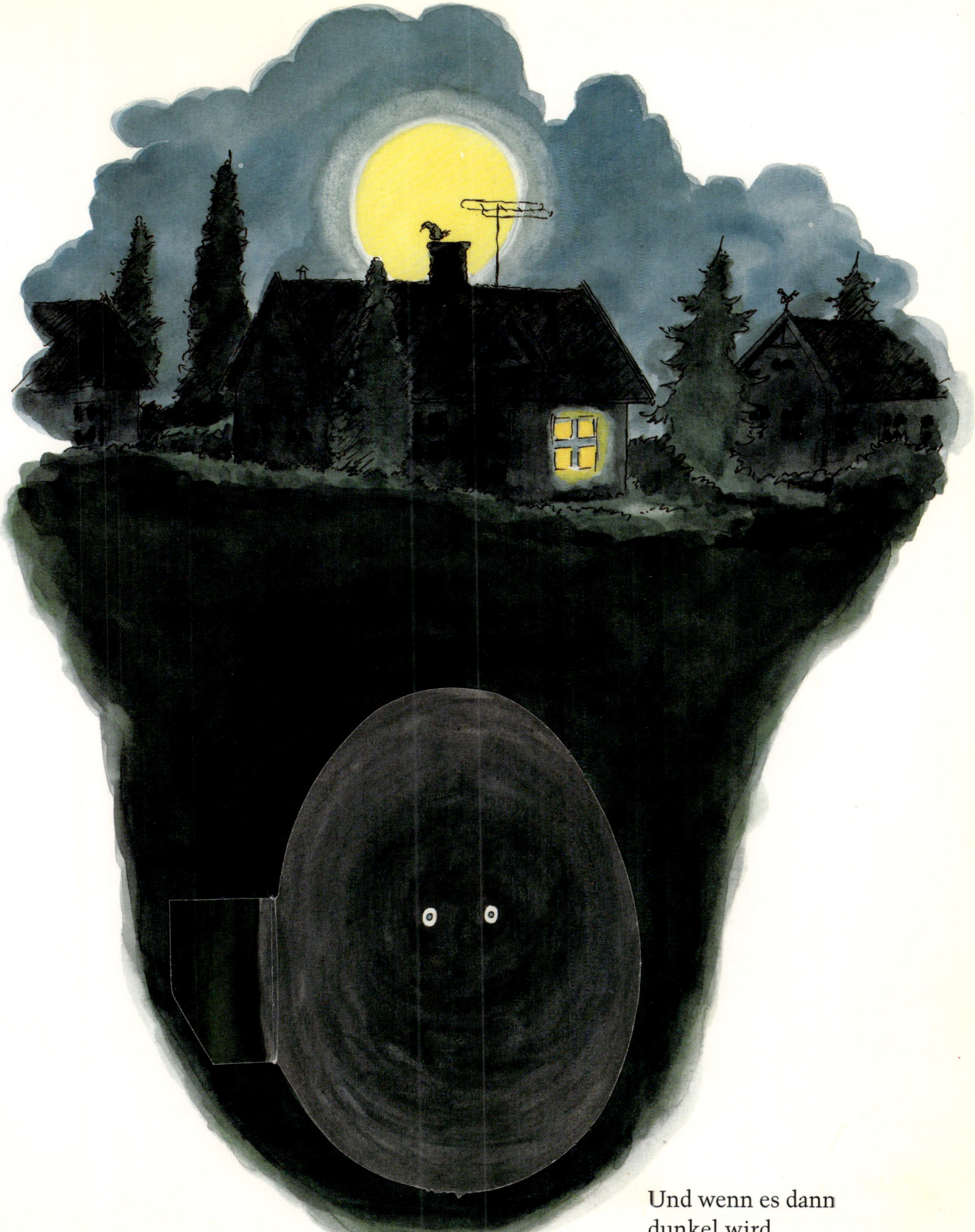

Und wenn es dann
dunkel wird,
zündet es sich vielleicht
eine Kerze an.

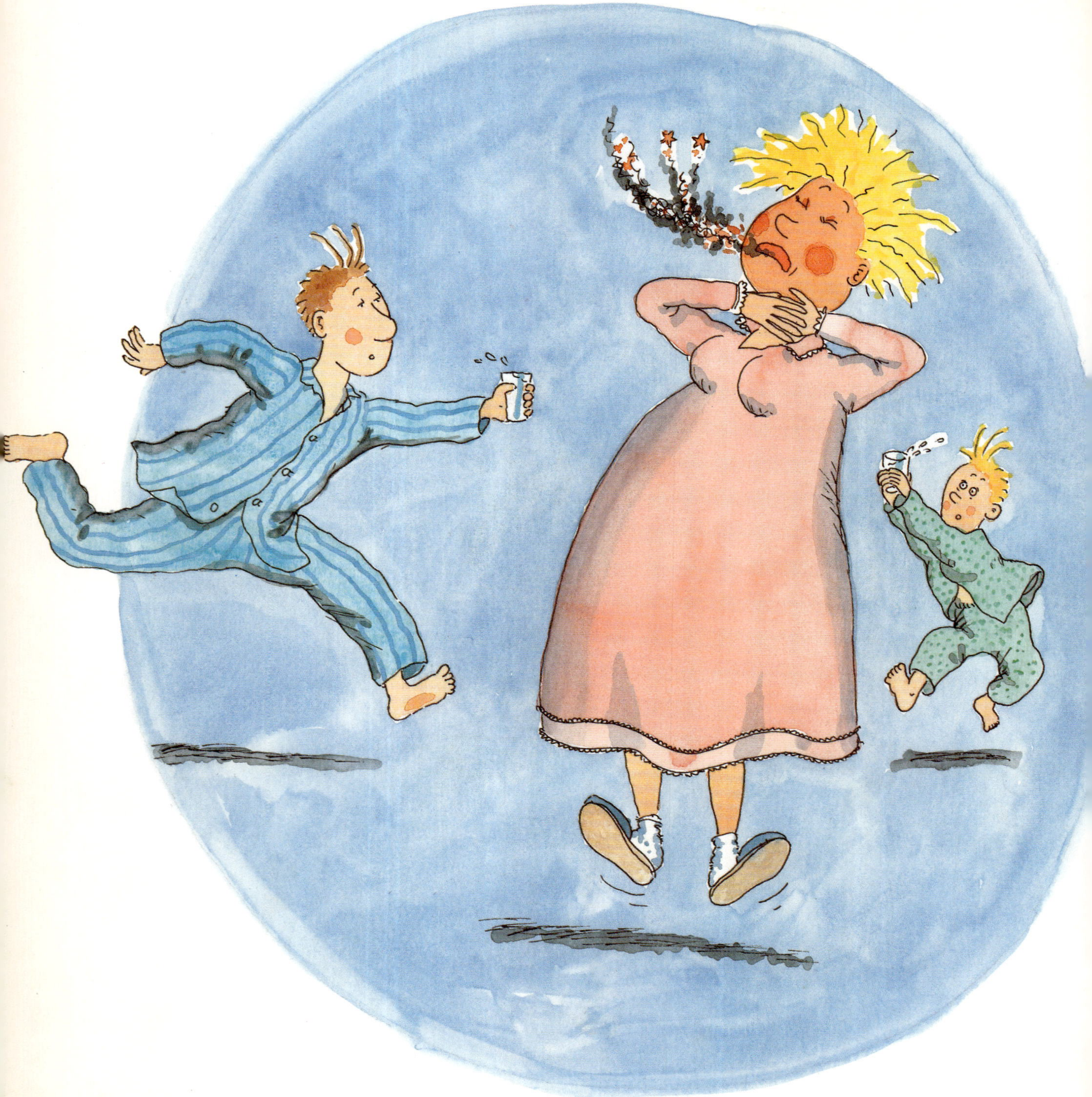

»Aua«, sagt Mama, »das brennt ja wie Feuer! Bringt mir schnell ein Glas Wasser.«

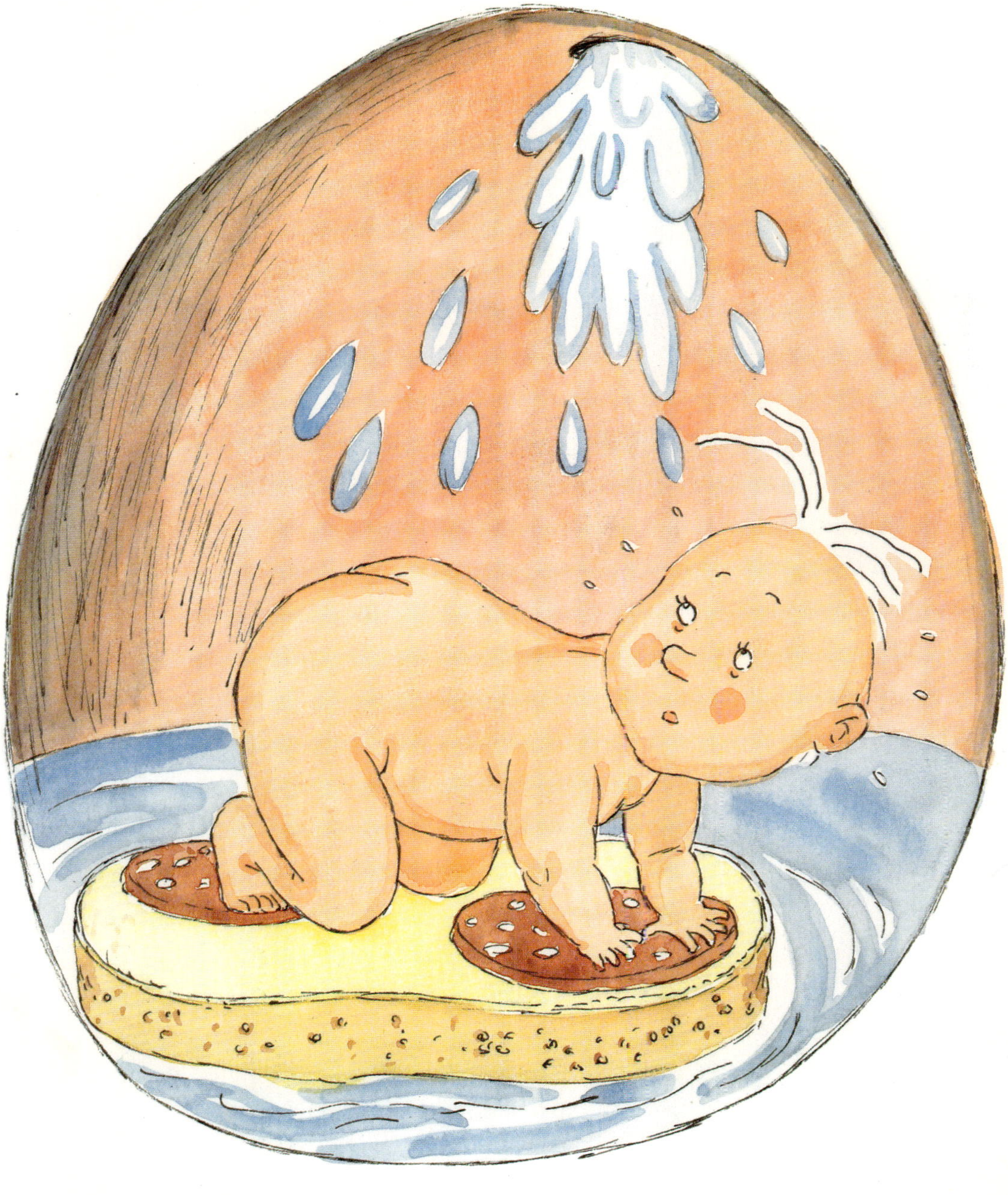

Verflixt viel Wasser, findet das Baby,
aber ein Butterbrot wird zu
seinem Rettungsboot.

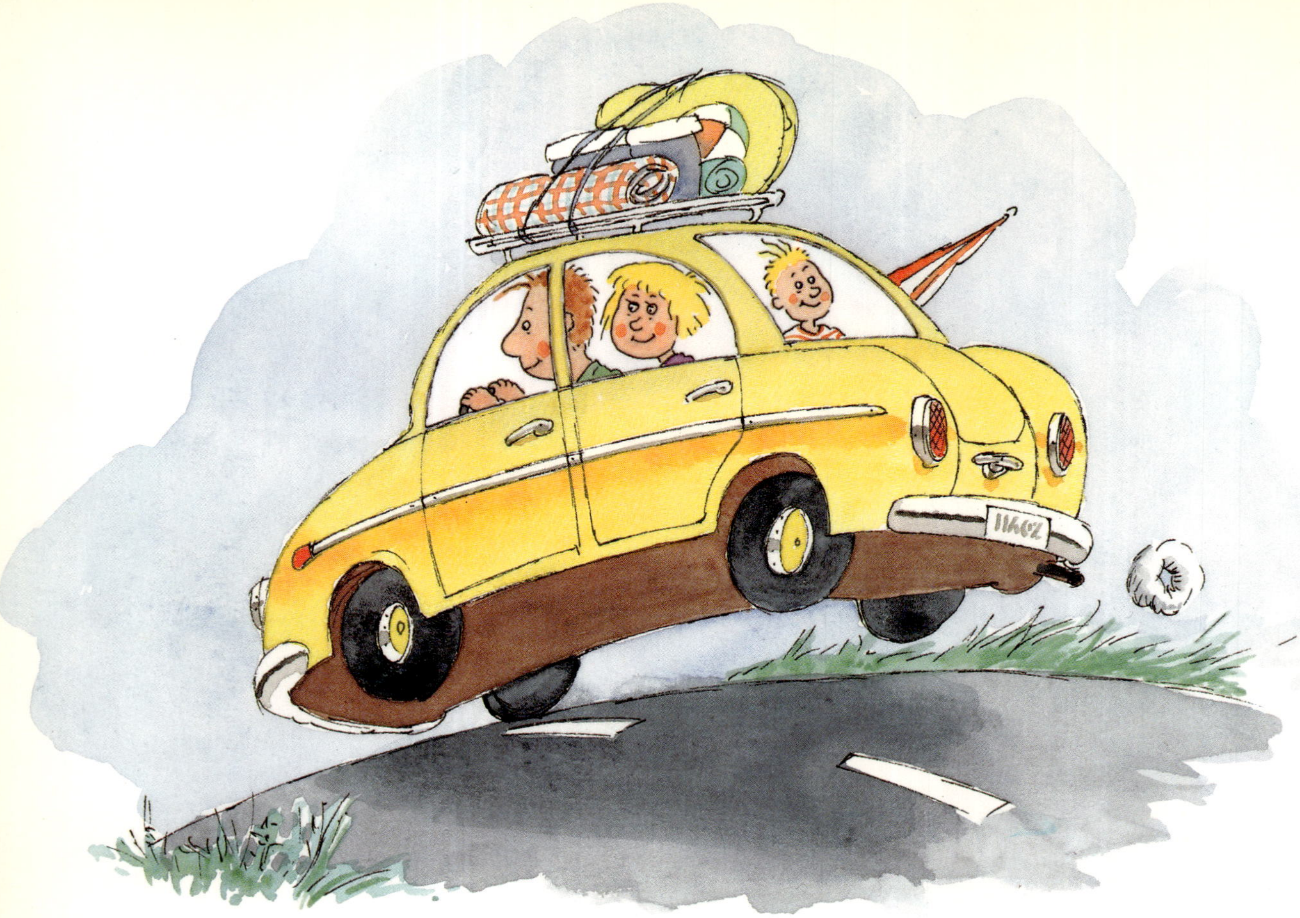

Manchmal fahren Mama, Papa und Jakob ans Meer.
Jakob sieht, wie Mamas Bauch hüpft.

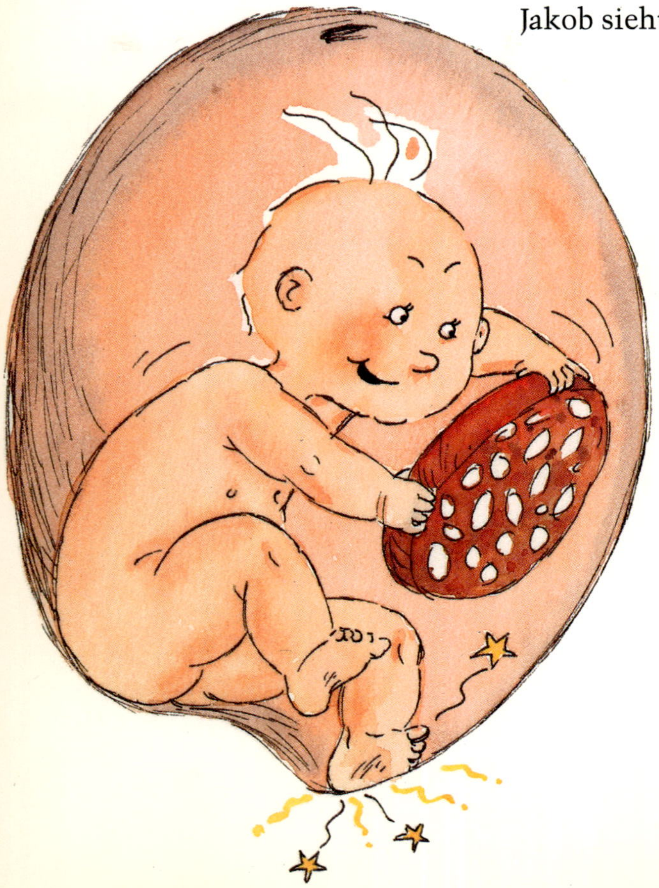

»Mama«, sagt Jakob, »ich weiß,
was das Baby da drinnen tut.
Es tut so, als ob es Auto fährt.«

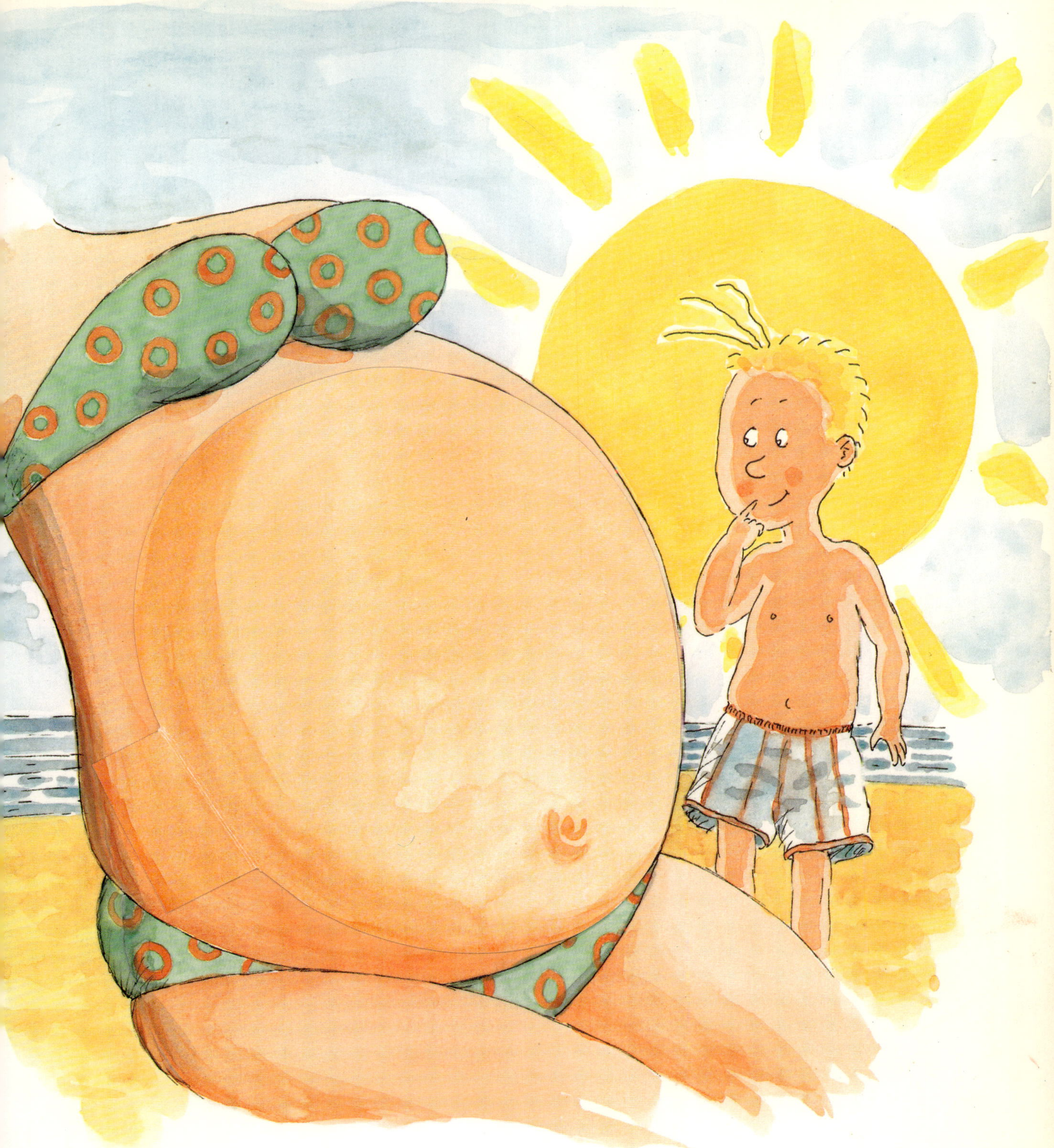

Dann sonnen sie sich und Jakob denkt:
Hoffentlich kriegt das Baby auch ein
bisschen von der schönen Sonne ab.

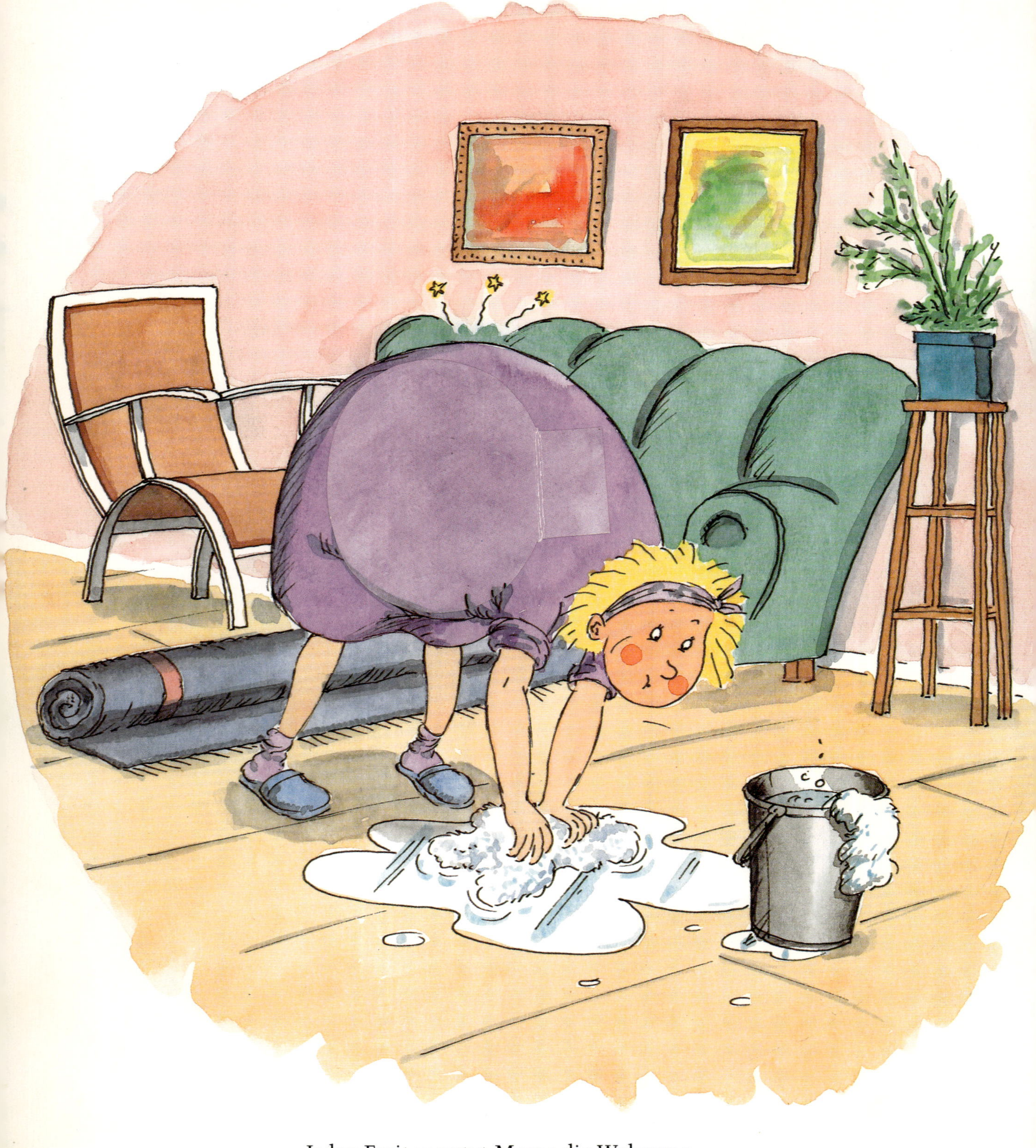

Jeden Freitag putzt Mama die Wohnung.
Das ist bestimmt anstrengend für das Baby.
Wahrscheinlich muss es Kopf stehen
in Mamas Bauch.

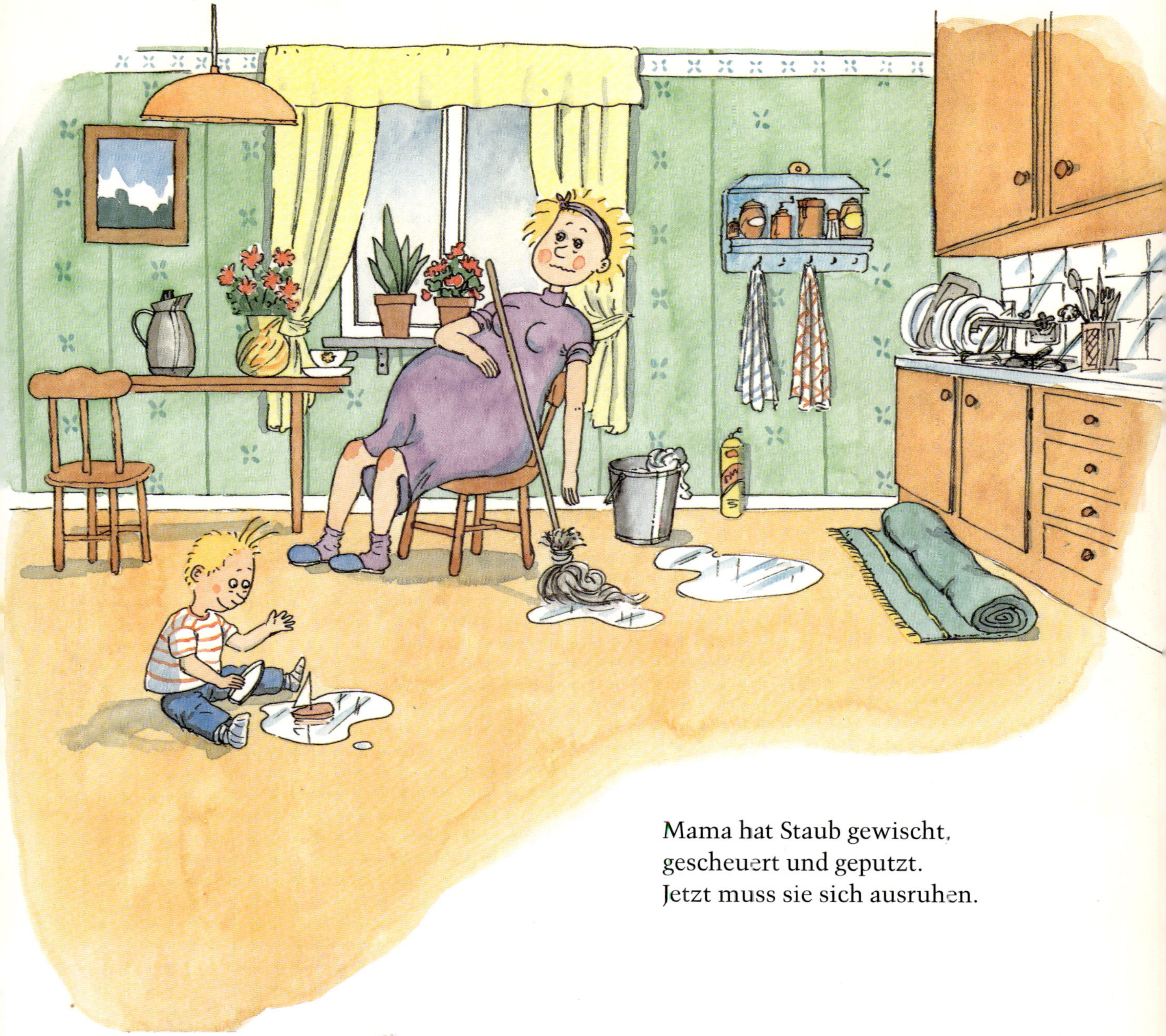

Mama hat Staub gewischt,
gescheuert und geputzt.
Jetzt muss sie sich ausruhen.

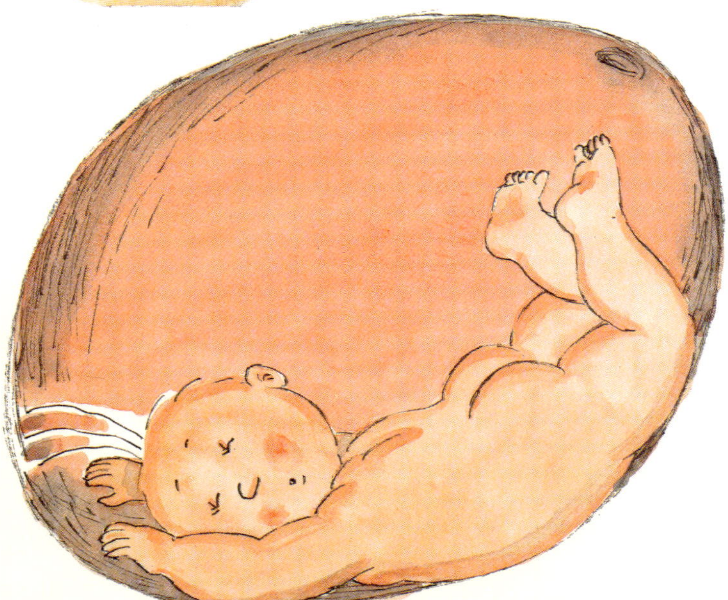

Und das Baby ist auch müde
von der Schufterei und muss sich
erholen in Mamas Bauch.

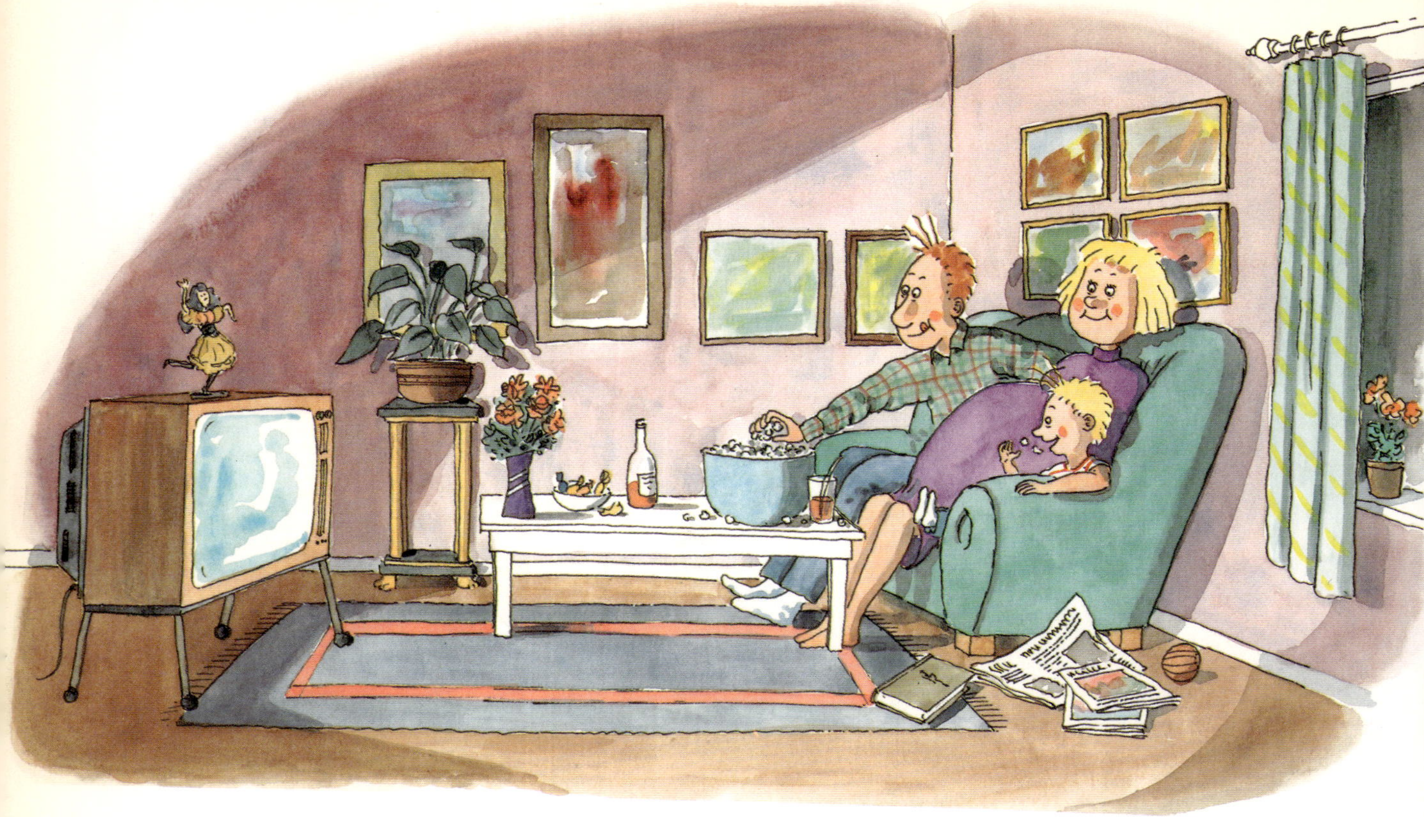

Samstags lassen sie es sich immer besonders gut gehen. Hoffentlich geht es dem Baby auch gut, denkt Jakob.
Das mag Popcorn und Limonade bestimmt genauso gern wie Jakob.

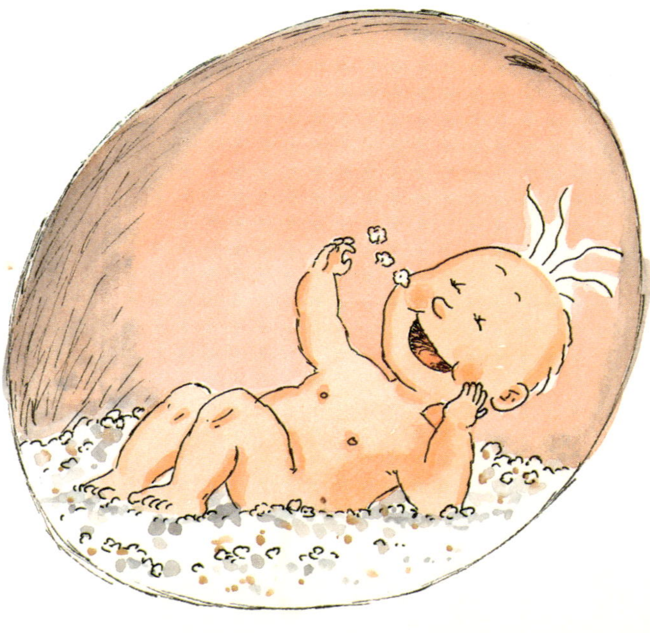

»Wann kommt das Baby heraus?«, fragt Jakob.
»Bald«, sagt Mama. »Morgen oder übermorgen.
Aber jetzt musst du erst mal schlafen.«

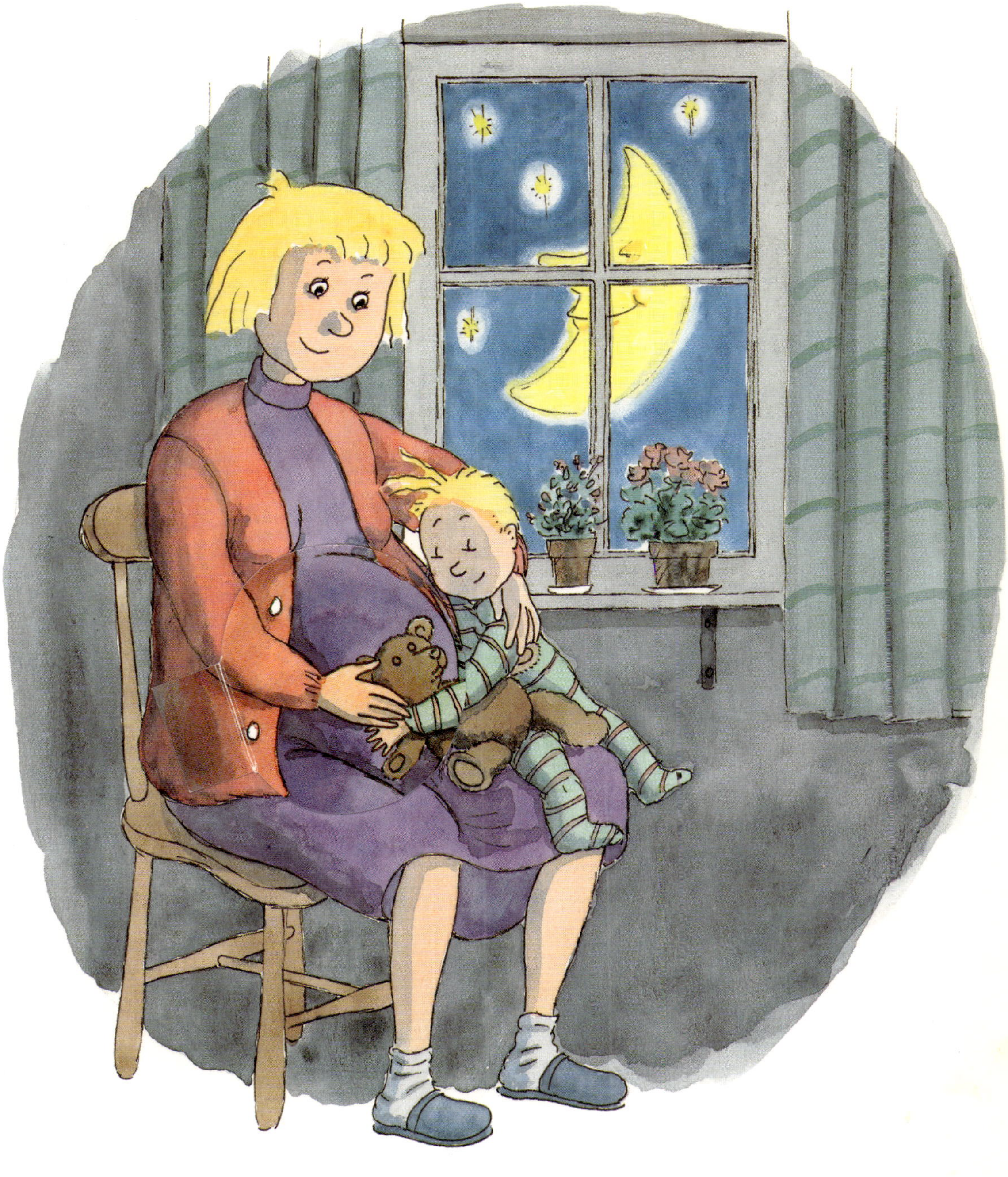

Und wirklich, sie schlafen beide ein, Jakob
auf Mamas Schoß und das Baby in ihrem Bauch.

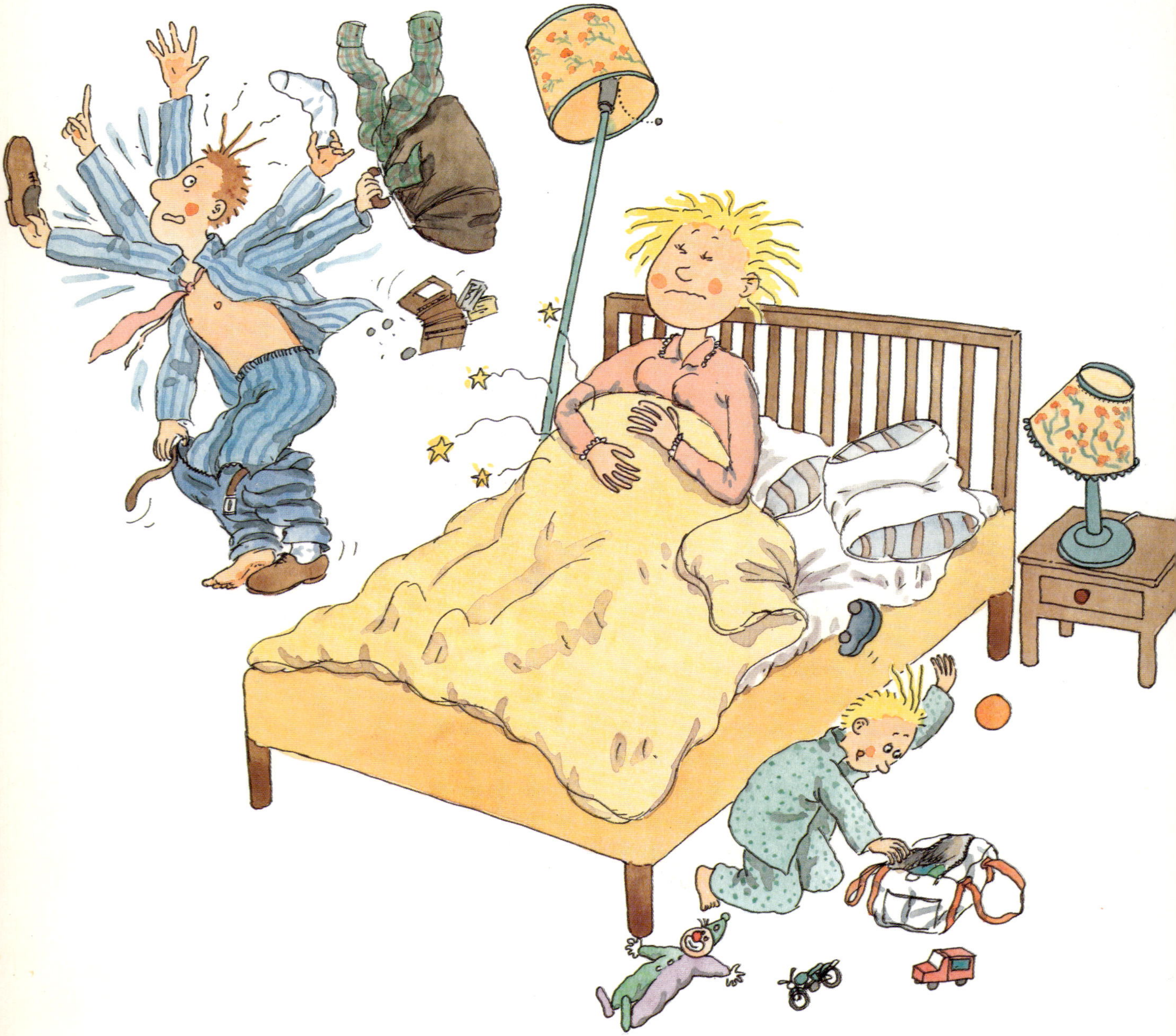

Ausgerechnet mitten in der Nacht will das Baby kommen.
»Oh, aua«, sagt Mama, »jetzt ist es so weit.«
»Wir müssen sofort in die Klinik!«, schreit Papa.
Er rennt wie verrückt herum.

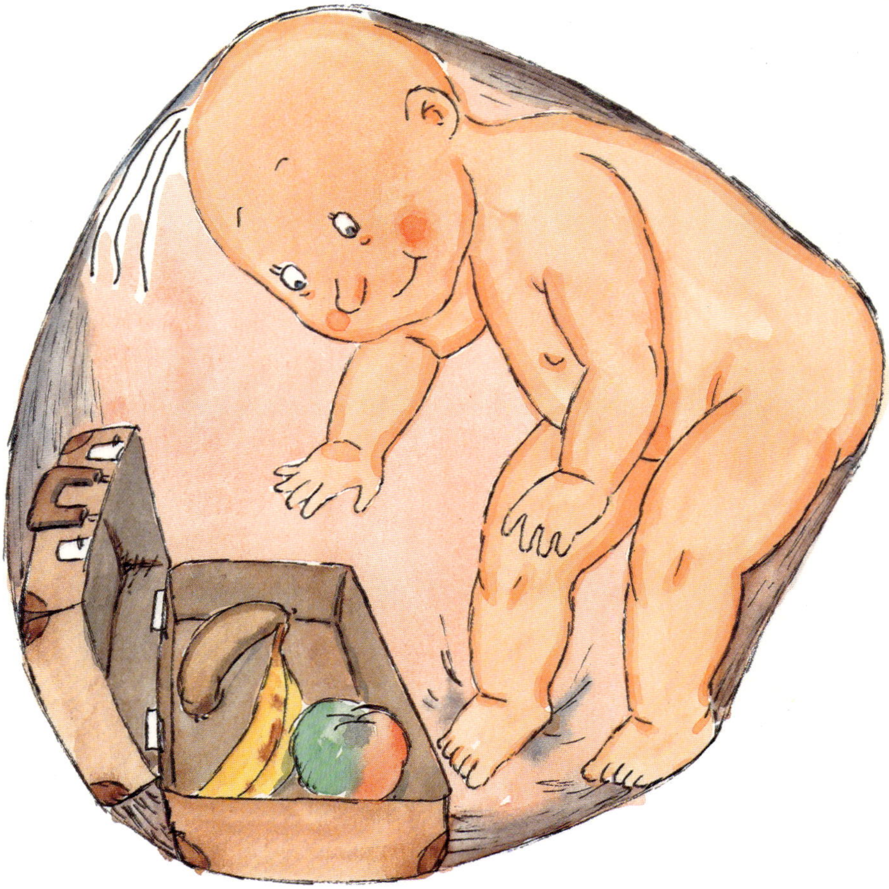

Jetzt ist das Baby so groß geworden, dass kein
Platz mehr in Mamas Bauch ist, denkt Jakob.
Wahrscheinlich packt es jetzt auch
für die große Reise hinaus in die weite Welt.

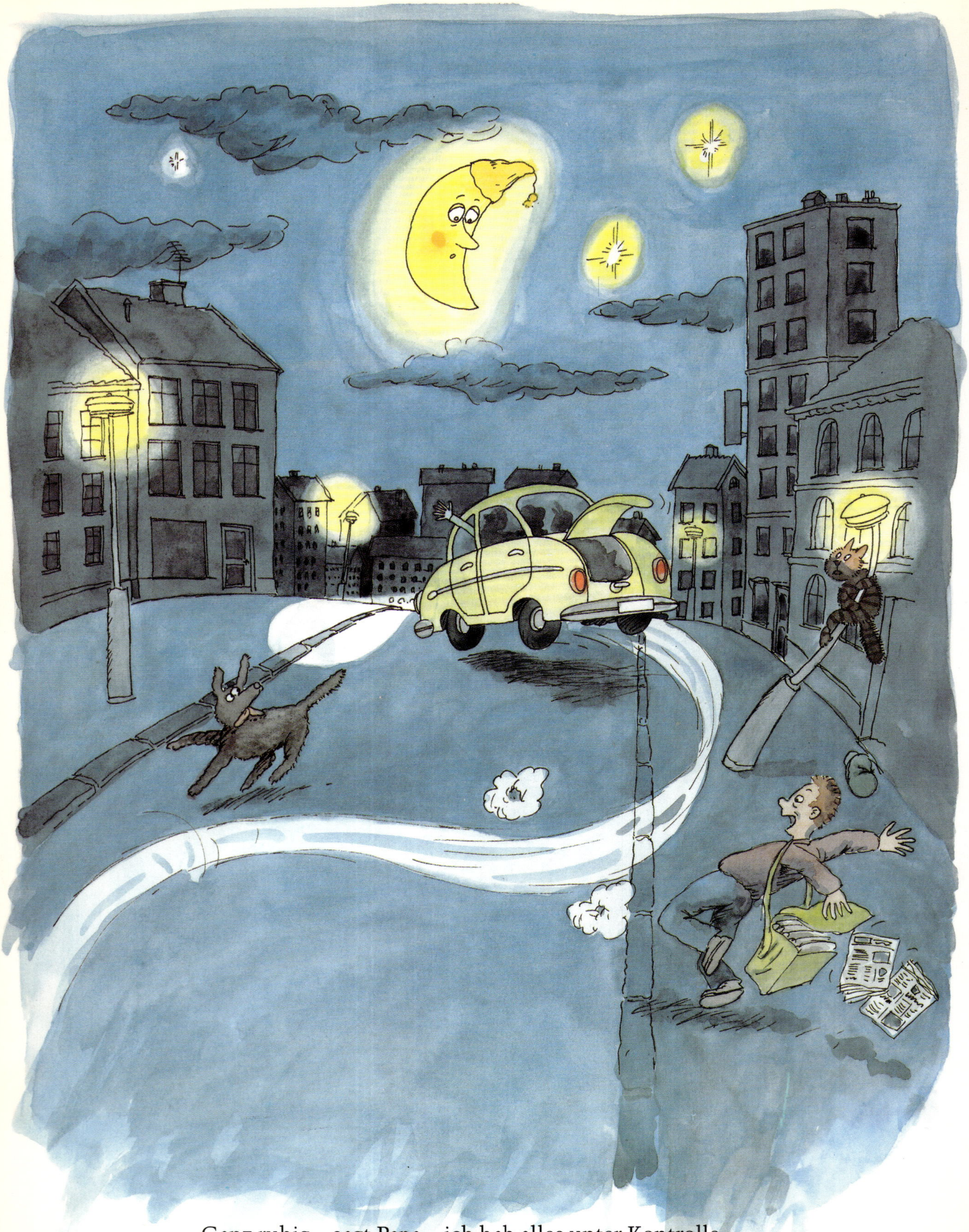

»Ganz ruhig«, sagt Papa, »ich hab alles unter Kontrolle.«
»Fahr bloß vorsichtig«, stöhnt Mama. »Damit nicht
noch ein Unglück passiert.«

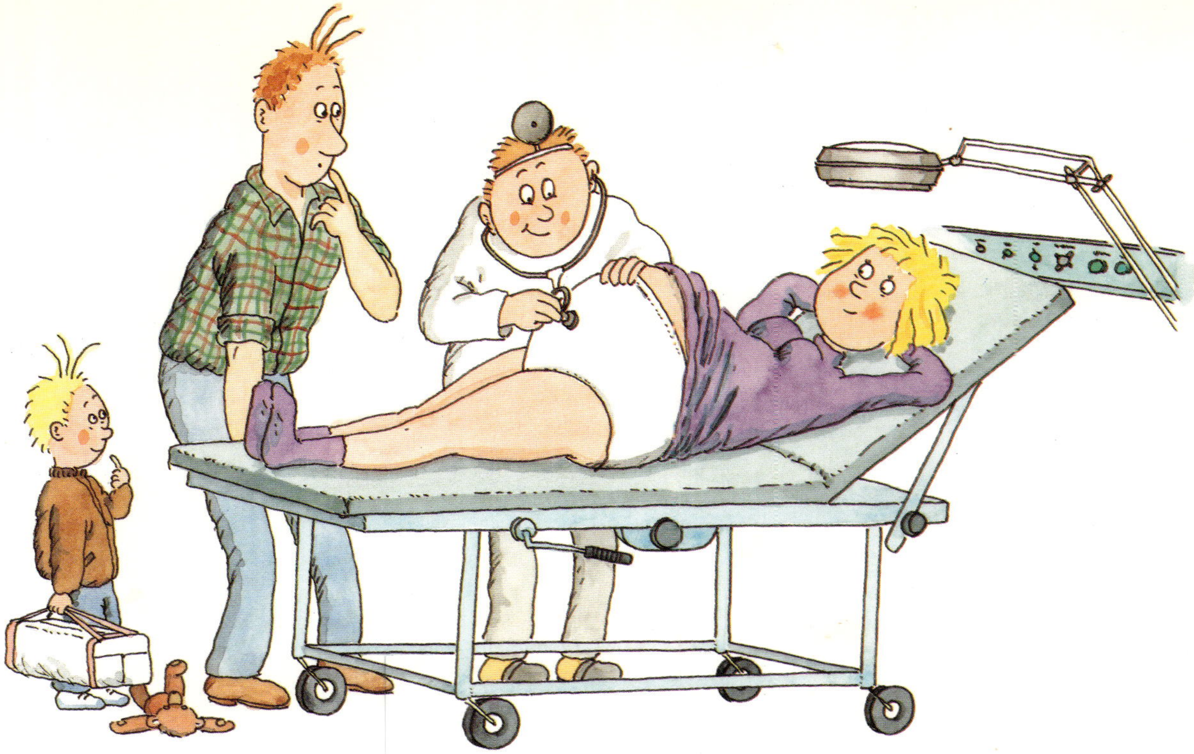

Der Arzt sagt, Mama und dem Baby gehe es gut.
Dann müssen Jakob und Papa eine Weile hinaus.
Die Krankenschwester bringt ihnen süße Stückchen und Saft.

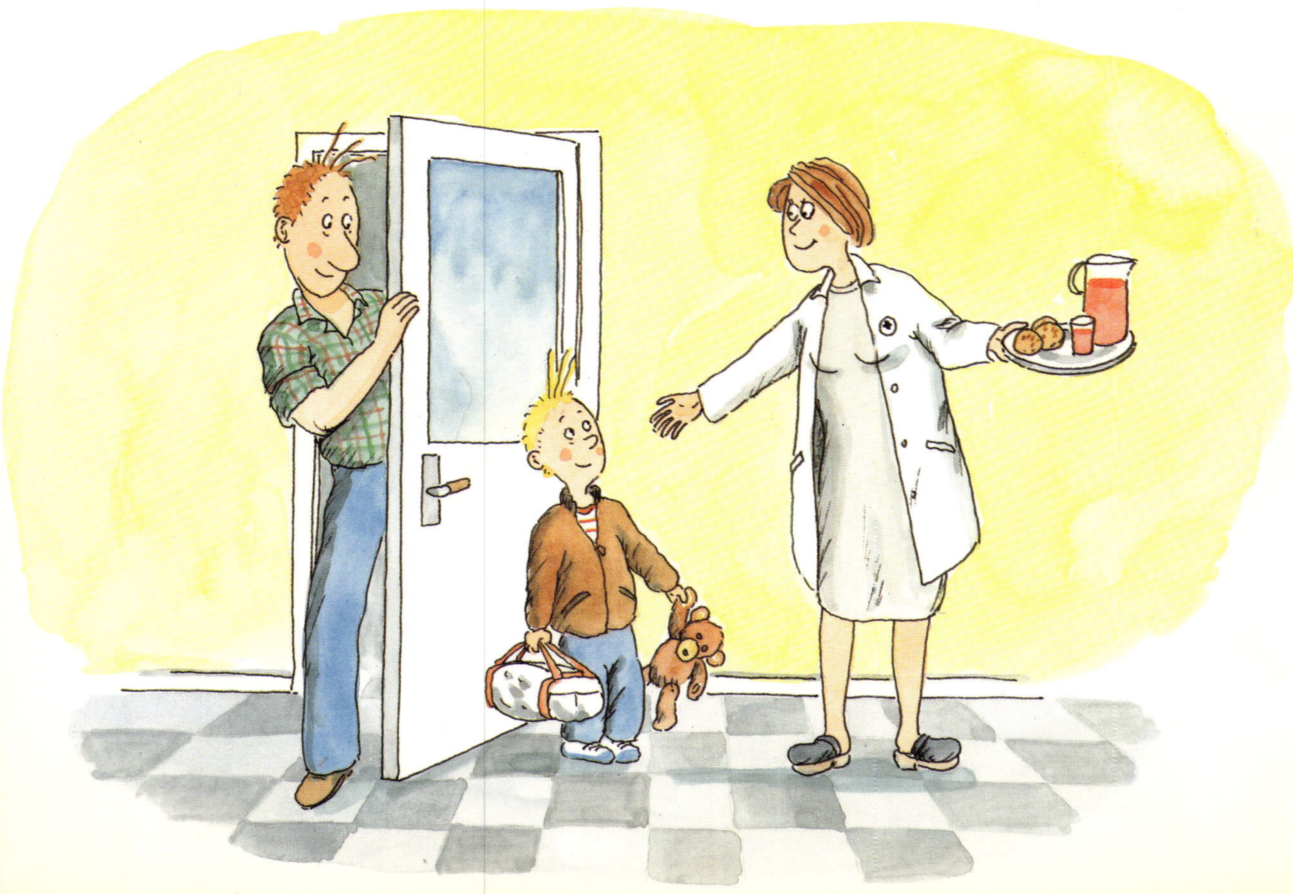

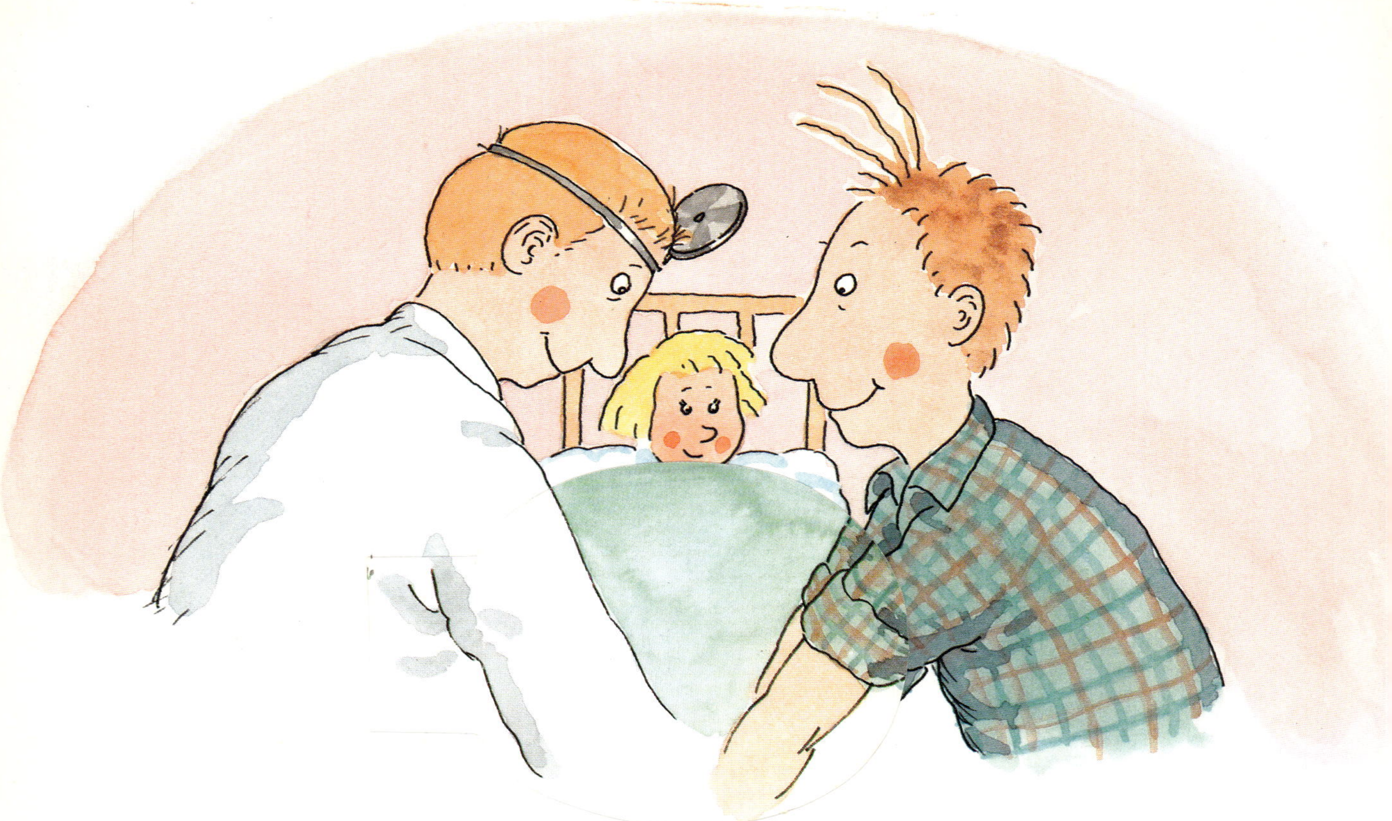

Jetzt ist das Baby da!
Jakob hört es schreien. »Uuääääh!«

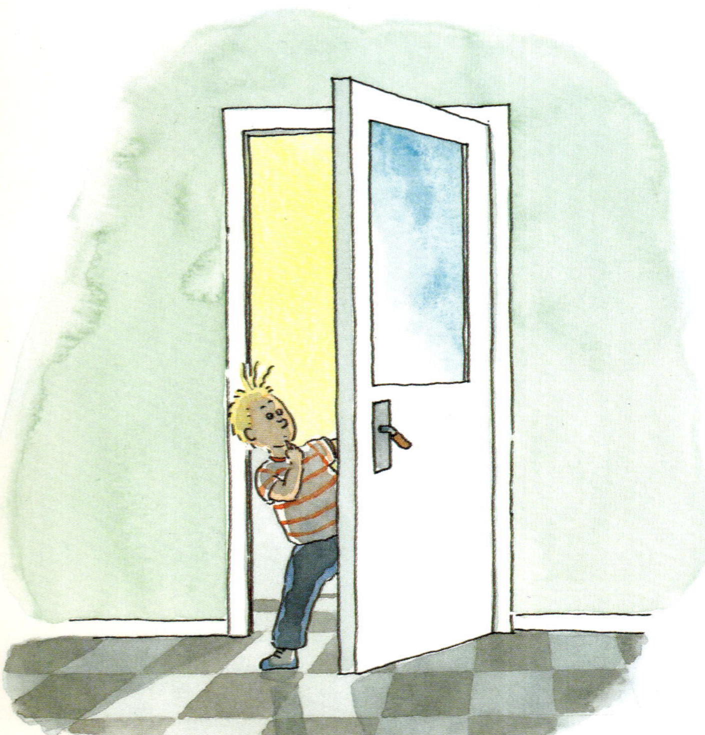

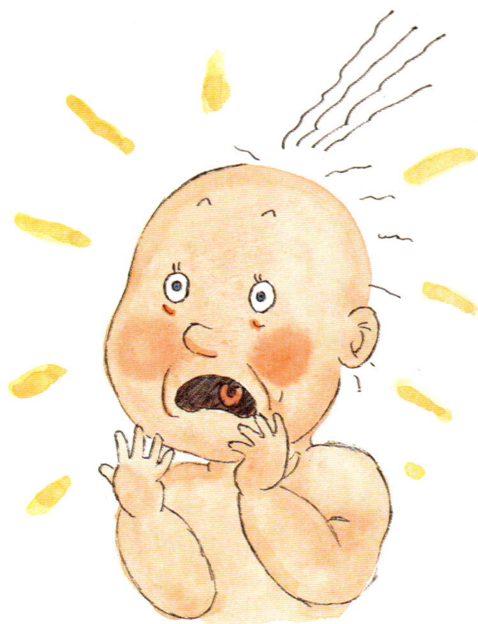

Vielleicht ist es erschrocken,
weil die Welt viel größer ist,
als es sich vorgestellt hat.

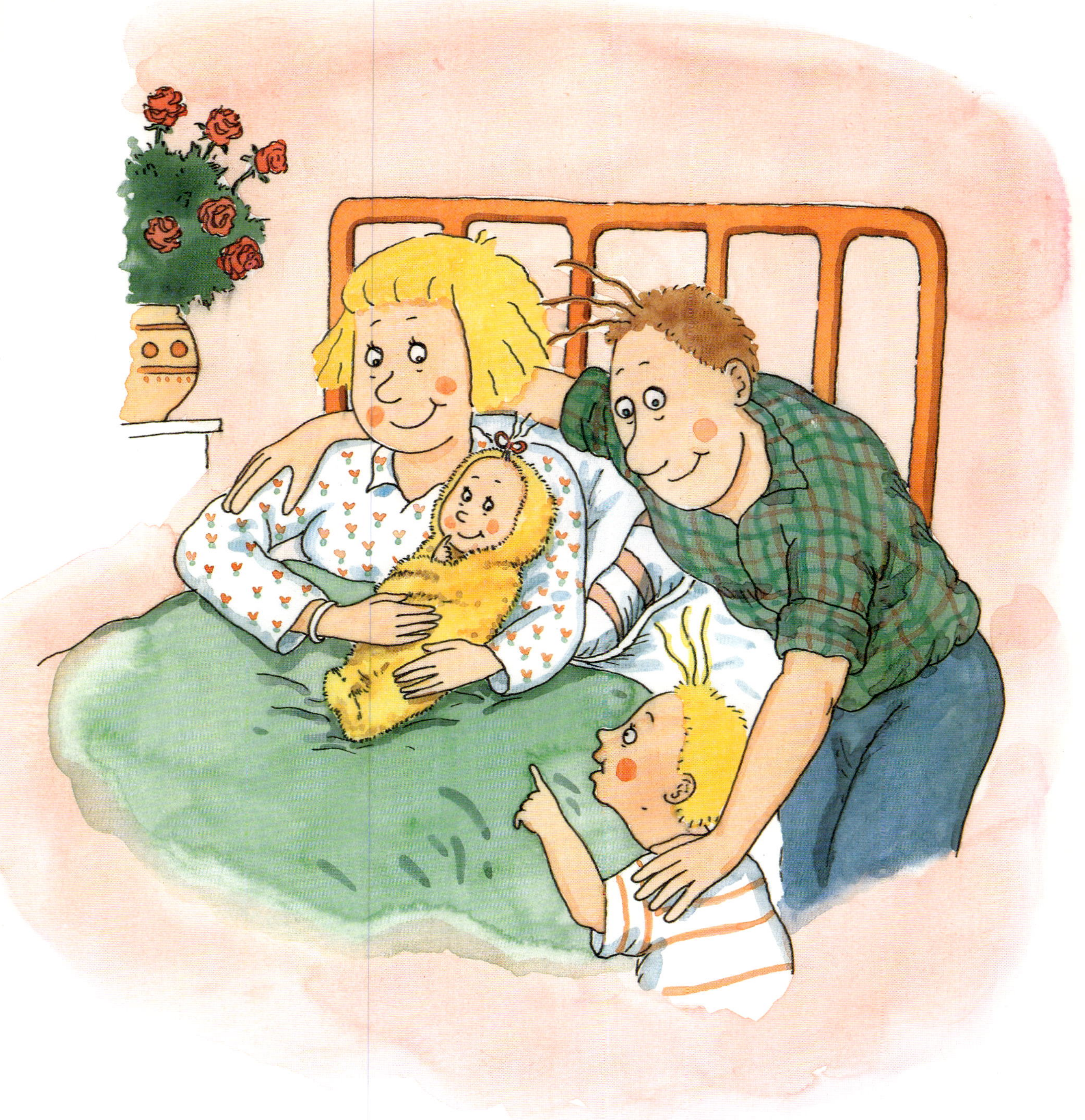

Endlich darf Jakob das Baby sehen.
Eine kleine Schwester! Prima!
Genau das, was Jakob sich gewünscht hat.

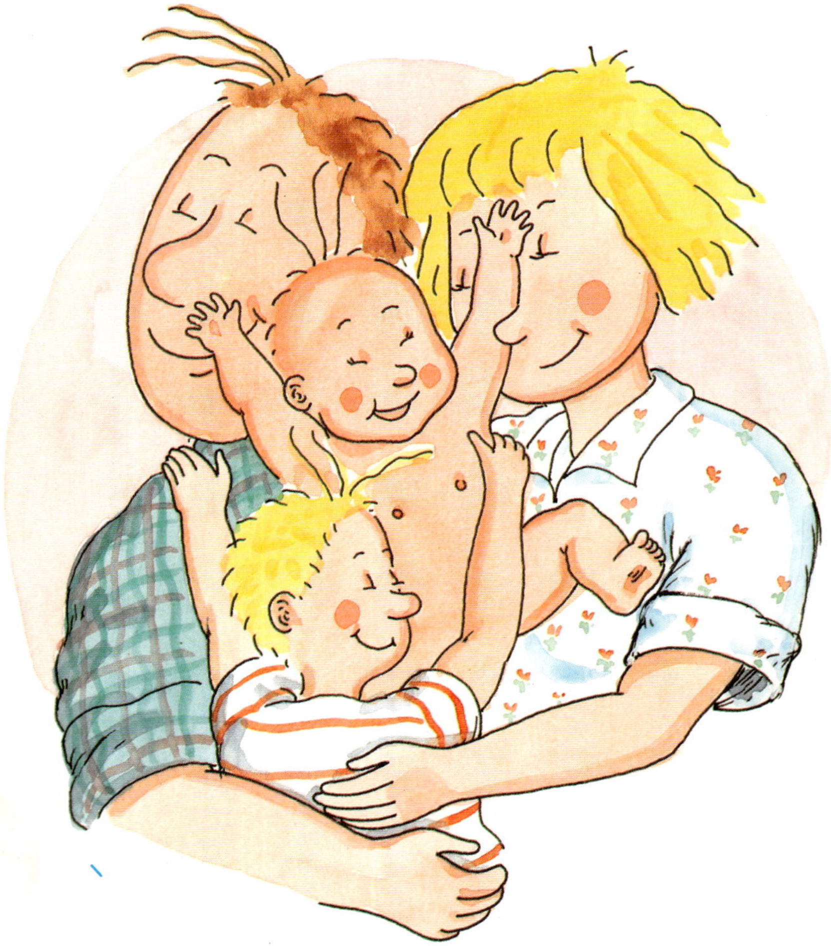

Am liebsten würde er sofort mit dem Baby spielen.
Aber das muss erst wachsen.
Bis es groß ist, das dauert noch ein bisschen.